Fonga Noutchia Placide Nelson

Propriedades emulsionantes da manteiga de karitéProduzido no Mali

Fonga Noutchia Placide Nelson

Propriedades emulsionantes da manteiga de karitéProduzido no Mali

ScienciaScripts

Cover image: www.ingimage.com

This book is a translation from the original published under ISBN 978-613-8-40645-7.

Publisher:
Sciencia Scripts
is a trademark of
Dodo Books Indian Ocean Ltd. and OmniScriptum S.R.L publishing group

120 High Road, East Finchley, London, N2 9ED, United Kingdom
Str. Armeneasca 28/1, office 1, Chisinau MD-2012, Republic of Moldova, Europe
Managing Directors: Ieva Konstantinova, Victoria Ursu
info@omniscriptum.com

Printed at: see last page
ISBN: 978-620-8-39916-0

DEDICATÓRIAS E AGRADECIMENTOS

Dedico esta tese ...
Ao Deus Eterno e Todo-Poderoso,
Agradeço-te, Senhor, o teu amor, as tuas obras e a tua presença manifesta na minha vida. Foste o meu apoio.

Para a minha mãe, a Sra. DJEUTCHA Colette,
Na minha vida, desde que me lembro, sempre foste mãe e pai. O homem que sou, o homem em que me estou a tornar, é em grande parte fruto dos sacrifícios inestimáveis que fizeste por nós. Obrigado pela vida, mãe, obrigado pela minha vida.
Espero que te sintas um pouco mais orgulhoso de mim todos os dias e que o bom Deus nos permita viver o suficiente. Trabalho na esperança de te ver feliz e livre desta era de preocupação e ansiedade que sempre tiveste. Encontra nesta obra a mãe uma expressão do meu amor eterno.

Ao meu falecido pai, Sr. Marc NOUTCHIA,

Os altos e baixos da vida nunca nos permitiram ter e desenvolver a ligação que um pai tem e pode desenvolver com o seu filho. Espero que tenhas encontrado a paz onde estás e que estejas a olhar por nós. Espero que as minhas escolhas diárias sigam um ideal que tu poderias ter tido. Que a tua alma descanse em paz, pai.

Para a minha irmã mais velha, a falecida NDAMDJEU Corine Virginia,

Falecido numa idade muito jovem e em circunstâncias difíceis, que a sua alma descanse em paz.

Ao papá Adolphe Watat,
Pai, sempre soubeste transmitir-nos o rigor de um trabalho bem feito, a determinação e a paciência para atingirmos os nossos objectivos. Os teus sábios e nobres conselhos de pai guiaram e iluminaram os meus passos e escolhas diárias. Este trabalho também é vosso. Obrigado por acreditares e por me permitirem chegar ao fim desta conquista.

Para o pai, Jean-Marie TCHIENKOUA,
Foste como o meu pai biológico devido ao teu apoio inabalável em momentos difíceis e de perplexidade ao longo da minha vida. Por favor, encontrem neste trabalho a expressão dos meus sentimentos mais calorosos e do meu amor mais profundo.

A Cyriaque YANOU e Ivane DJAMEN,
Como prova do meu afeto fraterno, da minha profunda ternura e gratidão, desejo-vos uma vida cheia de felicidade, sucesso e saúde.

Que Deus Todo-Poderoso vos proteja e vos guarde.

A todas as minhas tias e tios,
Como prova do meu afeto e da minha grande consideração. Espero que encontrem nesta obra a expressão dos meus mais sinceros sentimentos.

Que este trabalho vos traga a estima e o respeito que tenho por vós e seja a prova do vosso empenho na causa.
do desejo que sempre tive de vos honrar. Desejo-vos muita saúde e felicidade.

Aos meus queridos primos,
Este trabalho é a expressão do meu mais profundo respeito e afeto mais sincero.

À Dra. Nadia ZOUNA,

Mais do que uma irmã mais velha, foste a Nadia, uma amiga, uma conselheira e, finalmente, uma mãe. Os meus primeiros passos em Bamako foram guiados por ti. Obrigada pelo acolhimento e pela forma como me trataste, pela simpatia e pelo carinho que sempre me demonstraste. Mulher
lutador, continuas a ser uma fonte de inspiração para mim.

A minha família de Bamako,

Dra. Nadia, Dra. Andrea, Dra. Maurine, Dra. Ida, Dra. Diane, Aude, Carole, Chorine, Trésor, Adam, Tatiane, Christian. Obrigado pelos momentos agradáveis que passámos juntos. Que Deus vos dê felicidade, saúde e sucesso.

Os meus idosos,

Dr. Berthol TIODO, Dr. Éric ESSO, Dr. Flaure LATAGUIA, Dr.ª Estelle KAMGA, Dr.ª Tatiana, Dr. MONKAM Goliath, Dr. Kevin NIASSAN, Dr. John WAANI, Dr. Adrien FOGANG, OMBAHO Francis

Obrigado pela vossa ajuda e pelos vossos conselhos. A vossa consideração por mim e a vossa generosidade darão frutos.

Os meus cadetes,

Chorine, Romeu, Ingrid, Naomie, Cyrielle, Jaurès, Christian, Valérie, Michelle, Dimitri, Benjamin, Manuela, Lucrèce, Fortune, Lunelle, Flora

Obrigado pelo vosso carinho, amizade e apoio.

Os meus camaradas,

Joel DJEKEU, Dra. Faouziya ADAMA, Dra. Ines LOWE, Aimé SIEWE, Yétina, júnior, Tatiana

Obrigado pelo tempo que passámos juntos. Muito obrigado à Dra. Ida Ngongang,

Minha prima, que ao longo dos anos se tornou mais do que uma irmã, obrigado pela tua presença e apoio durante todos estes anos. Que o Altíssimo nos conduza e nos permita alcançar mais do que os nossos objectivos.

À farmácia do hospital HDB Dr. MARIKO, Nouh, Sibri, Mai, minha irmã,
Obrigado por enriquecerem os meus conhecimentos e pela confiança que depositaram em mim.

Que Deus vos dê uma longa vida.

À promoção MARSEILE,

Foi um prazer para mim partilhar estes anos juntos. Que o bom Deus nos guie no nosso caminho.

À décima terceira classe do FAPH/Bamako numérus clausus,

Foi um prazer para mim partilhar estes anos juntos. Que o bom Deus nos guie para o futuro.

NA AEESCM,

Obrigado pelo vosso acolhimento, solidariedade e integração.

Para Josiane MAWABO,

Com o passar dos anos, o enigma mantém-se quase intacto "Risos". Desejo-vos uma vida cheia de felicidade, sucesso e saúde.

À família PETON,

Em memória dos momentos que passámos juntos, esta obra é a expressão do meu mais profundo respeito e do meu mais sincero afeto. Obrigado pela vossa hospitalidade e generosidade ao longo dos anos.

Aos meus supervisores,

Obrigado pelos vossos ensinamentos e orientações ao longo dos anos.

Ao meu co-diretor, Dr. Aichata Ben Adam MARIKO,

Esta obra é, antes de mais, vossa. Foi uma honra trabalhar convosco. O seu rigor na abordagem científica, a sua disponibilidade, o seu apoio em todos os momentos e em qualquer altura e o seu sentido de compreensão foram muito úteis para levar este trabalho a bom porto. Obrigado, caro Mestre.

A todas as pessoas que participaram na elaboração deste trabalho A todas as pessoas que me foram confiadas

não mencionou

HOMENAGENS AOS MEMBROS DO JÚRI

Ao nosso Mestre e Presidente do júri Professor Elimane MARIKO

↳ Professor Honorário de Farmacologia na Faculdade de Farmácia e na Faculdade de Medicina e Odontostomatologia (FAPH /FMOS);

↳ O primeiro farmacêutico do exército do Mali;

↳ Antigo Coronel Major das Forças Armadas, Defesa e Veteranos ;

↳ Presidente da Associação dos Moradores da Comuna Rural de Tomba;

↳ Antigo chefe da unidade de coordenação do VIH/SIDA no Ministério da Defesa e dos Assuntos dos Veteranos;

↳ Antigo funcionário das Nações Unidas na luta contra o VIH/SIDA na República Democrática do Congo;

↳ Reitor da Universidade Científica Livre de Bamako (USLB);

↳ Oficial da Ordem Nacional do Mali. Caro Mestre,

Está a dar-nos uma grande honra ao aceitar presidir a este júri, apesar da sua agenda preenchida.

A sua simplicidade e humildade são qualidades que fazem de si um mestre invejado por todos. Aceita a expressão da nossa profunda gratidão e respeito.
Que Alá, o bom Deus, vos conceda longa vida e boa saúde.

Ao nosso Mestre e Juiz

Doutor Hamma Boubacar MAÏGA

↳ Assistente de Mestrado em Farmácia Galénica ;

↳ Chefe do comité de acompanhamento da formação clínica da FAPH

;

↳ Farmacêutico no Hospital Mali;

↳ Membro do comité científico do Hospital do Mali.

Caro Mestre,

O senhor deputado deu-nos uma grande honra ao aceitar julgar este trabalho.

Ficámos profundamente impressionados com a vossa proximidade, a vossa generosidade, a vossa disponibilidade e o vosso sentido de trabalho bem feito.

Aceitem a nossa sincera gratidão

Ao nosso Mestre e Juiz

Dr. Bakary M CISSE

➯ ***Assistente Sénior de Farmácia Galénica ;***

➯ ***Docente e investigador do Laboratório Nacional de Saúde;***

➯ ***Secretário da organização do Collectif des Pharmaciens Enseignants Chercheurs ;***
➯ ***Membro da Société Ouest Africaine de Pharmacie Galénique et Industrielle.***

Caro Mestre,

Gostaríamos de lhe agradecer a simplicidade com que aceitou fazer parte do júri da nossa tese.

Ficámos sensibilizados com a amabilidade com que nos receberam. Ao aceitarem julgar esta obra, deram-nos uma grande honra. Queira aceitar a expressão da nossa mais distinta consideração.

Ao nosso Mestre e codiretor de tese

Dr. Aichata MARIKO

➯ ***Doutor em Farmácia ;***

➯ ***Assistente de investigação/professor na Faculdade de Farmácia (FAPH) ;***

➯ ***Farmacêutico galénico, chefe do serviço de farmácia hospitalar do***

Hospital de Dermatologia de Bamako;

➯ ***Mestrado em ciências biomédicas com especialização em dermofarmácia e cosmetologia pela Universidade Livre de Bruxelas;***

➯ ***Mestrado em Ciências do Medicamento e da Saúde com especialização em Biofarmácia, Engenharia Farmacêutica e Formulação pela Universidade de Ouaga I Pr KI-ZERBO.***

Caro Mestre,

O vosso rigor no trabalho, o vosso gosto pelo trabalho bem feito e o vosso forte sentido do dever conquistaram a nossa admiração. Este trabalho é fruto da sua vontade de melhorar, da sua disponibilidade e, sobretudo, do seu saber-fazer. A sua pontualidade, autoconfiança, humildade e sociabilidade fazem de si uma mulher de classe excecional, sempre pronta a ouvir e a cuidar dos outros. Obrigado pela sua paciência, pelo seu encorajamento, pelo seu apoio em todos os momentos e, acima de tudo, pelos seus bons conselhos, que ajudaram a alimentar o nosso pensamento. Continuará a ser para nós um exemplo a seguir.

Faltam-nos as palavras para vos agradecer tudo o que fizeram pela nossa formação para nos tornarmos bons farmacêuticos.

Aceitem a nossa mais profunda gratidão.

Ao nosso Diretor de Mestrado e de Tese

Professor Ousmane FAYE

↬ Mestre de aulas agrégé à Faculdade de Medicina e de Odontostomatologia ;

↬ Especialista em Dermato-Lepro-Venereologia ;

↬ Doutoramento em Saúde Pública e Ciência da Informação Biomédica pela Universidade Pierre e Marie Curie;

↬ Antigo vice-reitor da FMOS ;

↬ Coordenador do projeto TELEDERMALI.

Caro Mestre,

É uma grande honra e um verdadeiro prazer para nós tê-lo como um dos nossos parceiros.

diretor desta obra, apesar dos seus numerosos compromissos.

O acolhimento que nos deram não nos deixou indiferentes.

A sua bondade, o seu calor humano, o seu entusiasmo e o seu rigor científico fazem de si um homem de qualidades inegáveis.

Aceitem a nossa sincera gratidão.

Que o Altíssimo vos dê saúde e longa vida.

ÍNDICE DE CONTEÚDOS

DEDICATÓRIAS E AGRADECIMENTOS 1

HOMENAGENS AOS MEMBROS DO JÚRI 4

INTRODUÇÃO 8

OBJECTIVOS 9

GERAL 10

PARTE I 32

PARTE II 40

PARTE III 42

CONCLUSÃO E PERSPECTIVAS 44

REFERÊNCIAS 45

INTRODUÇÃO

A árvore de carité ou "Shea yiri", que significa "árvore da vida" no vernáculo bambara, é uma planta nativa das regiões áridas da África subsariana [1]. A manteiga de karité não refinada é a substância oleaginosa obtida a partir da amêndoa dos frutos secos da Vitellaria paradoxa C.F. Gaertn, membro da família Sapotaceae, por métodos manuais ou mecânicos [2]. Conhecida há milhares de anos, esta manteiga é um recurso muito apreciado pelas populações africanas, que já a utilizavam como medicamento vegetal pelas suas propriedades anti-inflamatórias, anti-hemorroidais, relaxantes, antitússicas, antioxidantes, cicatrizantes, etc. Para além destas propriedades medicinais, a manteiga de karité tem também outras propriedades, razão pela qual é utilizada na cosmética, nomeadamente nos cuidados corporais, pelas suas propriedades emolientes, hidratantes, capilares, de cuidado do bebé e da mãe, de fotoprotecção e de prevenção das estrias... A manteiga era também utilizada como alimento e como matéria-prima no fabrico de sabões para uso doméstico (kabacorouni na língua bambara). Atualmente, esta gordura é muito apreciada tanto pela indústria cosmética como pela indústria farmacêutica devido à sua composição especial, que lhe confere as propriedades físico-químicas (ponto de fusão, facilidade de espalhamento) e terapêuticas já mencionadas [3-7]. Representa uma fonte de riqueza monetária para as populações africanas que vivem na faixa do carité, nomeadamente nas zonas rurais. A Nigéria, o Burkina Faso e o Mali continuam a ser os principais exportadores mundiais deste produto [8]. Foram efectuados vários estudos sobre as propriedades físico-químicas da manteiga de carité, mas existem muito poucos dados sobre as suas propriedades emulsionantes. Um estudo intitulado "Détermination expérimentale de la valeur de la balance hydrophile / lipophile requise du beurre de karité" realizado no Laboratoire du développement du médicament (LADME) da Université Pr Ki Zerbo em Ouagadougou, sugeriu que a manteiga de carité poderia ter propriedades emulsionantes e recomendou que fosse efectuada mais investigação nesta área [9]. Para iniciar esta investigação, é necessário levantar uma série de questões: Como é que a manteiga de karité actua como estabilizador? Quais seriam as quantidades óptimas para estabilizar as emulsões? Durante quanto tempo é que as emulsões se mantêm estáveis? Planeamos realizar um estudo sobre as possíveis propriedades emulsionantes da manteiga de karité. O objetivo deste trabalho é evidenciar as possíveis propriedades emulsionantes da manteiga de karité, tendo em vista a sua utilização como emulsionante ou co-emulsionante. Se for confirmada, esta hipótese poderá fornecer uma grande quantidade de informações aos fabricantes e aos consumidores. Isto permitiria :

- Reduzir o custo de fabrico das emulsões, uma vez que a manteiga é um recurso economicamente acessível
- Para ser utilizado como co-emulsionante no fabrico de emulsões W/O, a fim de aumentar a estabilidade das emulsões que o contêm e reduzir a quantidade de tensioactivos a utilizar.
- Tirar o máximo partido dos recursos naturais de África e participar no movimento dos cosméticos ecológicos
- Reforçar os estudos já efectuados sobre as propriedades físicas e químicas da manteiga de karité.

OBJECTIVOS

Objetivo geral :

Estudo das propriedades emulsionantes da manteiga de karité no Mali.

Objectivos específicos

1- Formulação de emulsões de água/manteiga de karité ;

2- Quantificar a manteiga de karité necessária para estabilizar as emulsões;

3- Estimar o tempo mínimo necessário para garantir a estabilidade da emulsão.

GERAL

1. Informações gerais sobre a manteiga de karité

1.1. História do carité

O carité é um produto tradicional e exclusivamente africano. Os primeiros registos escritos deste produto foram trazidos pelo explorador escocês Mungo Park, em 1796, na região de Ségou (Mali), que foi o primeiro a dar as caraterísticas botânicas desta árvore, bem como a enumerar as principais aplicações da manteiga de carité na sua obra de 1797 intitulada "Travels in the Interior Districts of Africa". Neste documento, Park descreve um produto transportado para a costa da Gâmbia: "shea- toulou", que significa literalmente "manteiga de árvore" ou "manteiga vegetal". Explica que, em todos os locais, a população local participa na recolha dos frutos e na preparação da manteiga, que se obtém cozendo as amêndoas em água a ferver. Este método de produção tradicional ainda é utilizado atualmente.

Em 1999, os investigadores da fábrica-piloto POS - uma instalação de investigação privada em Saskatoon - e os seus colegas no Burkina Faso começaram a examinar formas de melhorar o processamento e a limpeza do carité. A investigação foi realizada no âmbito de uma iniciativa de 1,5 milhões de dólares financiada pelo Canadá para melhorar o comércio de manteiga e amêndoa de carité no país da África Ocidental, o Burkina Faso. De acordo com Pierre Zaya [11], um especialista em carité do Centro Internacional de Investigação para o Desenvolvimento (IDRC) em Otava, "não existe uma indústria de carité propriamente dita no Burkina Faso".
". Os investigadores de Saskatoon e de Ouagadougou, a capital do Burkina Faso, decidiram pôr as coisas a andar e ajudar o país a desenvolver a sua própria indústria do carité. Em 1987, foram efectuados dois estudos sobre a química das amêndoas e da manteiga de carité por Zénabou CISSÉ [12] e sobre a evolução dos parâmetros físico-químicos da manteiga de carité por Alfred TRAORÉ e Adama BARRO [13] no Burkina Faso. As suas contribuições permitiram uma melhor compreensão das propriedades da manteiga de carité e do seu comportamento em função do tratamento e da armazenagem, da influência do despolpamento, da temperatura, do método de secagem, do método de extração e do estado das amêndoas no teor de manteiga e de acidez. De 1988 a 1998, o Institut de l'environnement et de recherches agricoles [14], com a ajuda da sua equipa de engenheiros mecânicos e químicos e com a participação de mulheres produtoras de carité, desenvolveu equipamentos adaptados à extração da manteiga de carité (moinho, triturador, torrador, prensa, sistema de lavagem e filtro de utilização do carité).

Os dados estatísticos mais recentes sobre o carité são fornecidos pela Organização das Nações Unidas para a Alimentação e a Agricultura [15]. A informação está disponível para 7 dos 16 países produtores de carité e vai até 2003. Os temas abordados são: descrição da árvore, do fruto, composição da manteiga, origem e história do carité, condições de cultivo, rendimentos, principais causas de destruição das culturas, critérios de qualidade a nível mundial e requisitos mínimos para a importação das amêndoas, sectores de utilização: indústria do chocolate, cosmetologia e farmacologia, mercados, indústria do carité, tecnologia: métodos tradicionais, prensagem e extração por solventes, evolução dos preços das amêndoas e da manteiga de carité, comércio eletrónico e políticas económicas. Um grupo de investigadores dos Camarões efectuou uma investigação sobre a influência dos métodos de transformação da amêndoa na qualidade da manteiga de carité, tendo o artigo científico sido publicado na PBA: Procédés Biologiques et Alimentaires em 30 de maio de 2005 [16]. Este é o estudo mais estreitamente relacionado com este projeto de mestrado.

1.2. Descrição da manteiga de karité

1.2.1. Definição

A manteiga de karité é um óleo vegetal, uma substância comestível extraída do fruto da árvore de karité, que cresce principalmente nas savanas arborizadas da África Ocidental, Central e Oriental, e cujo nome significa "vida" na língua Mandinga [17]. A manteiga de karité é consumida principalmente na cozinha tradicional ou utilizada na indústria do chocolate na Europa como substituto da manteiga de cacau. É mais conhecida em África, na Europa e nos Estados Unidos pelas suas propriedades cosméticas suavizantes e nutritivas para a pele. Devido a estas propriedades, é atualmente utilizada em muitos produtos cosméticos e farmacêuticos.

1.2.2. Árvore de karité

A espécie vegetal Vitellaria paradoxa C. F. Gaertn, cujo sinónimo é Butyrospermum parkii (G. Don) ou Butyrospermum paradoxa subsp.parkii (G. Don) Hepper, é conhecida como "karité" em francês e "shea" em inglês. É uma espécie agroflorestal do Sudão-Saheliano da ordem Ebenales e da família Sapotaceae [5].

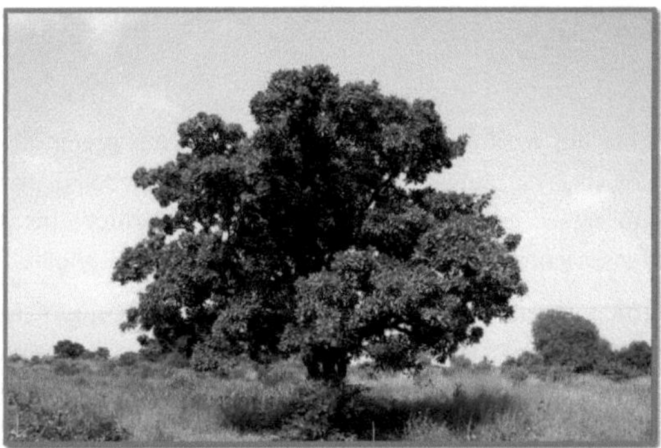

Figura 1: Árvore de carité

A árvore de carité tem cerca de 15 metros de altura, com um tronco grosso de até 150 centímetros (cm) de diâmetro, ramos robustos (com casca grossa) e uma folhagem densa e caduca (Figura 3). As folhas, agrupadas em grandes tufos apertados, pubescentes e vermelho-ferrugem na juventude, tornam-se gradualmente sem pêlos, coriáceas, brilhantes e verde-escuras. A floração, caracterizada por grupos de 30 a 40 flores amareladas muito perfumadas, ocorre geralmente de abril a maio. O fruto é uma baga elíptica amarelo-esverdeada ou amarela, com 3 a 6 cm de comprimento e um peso médio de 20 a 25 gramas (g). Contém uma, duas ou três sementes chamadas "nozes de carité" [18,19]. A árvore encontra-se principalmente em África, em savanas arborizadas, que se estendem desde a fronteira entre o Senegal e o Sudão até à África Central, passando pelo sul do Mali, Burkina Faso, norte do Togo, Gana, Benim, Costa do Marfim, Nigéria, sul do Chade e Sudão. Habita as savanas e florestas secas da Guiné ao Sudão, numa faixa de 5000 km de comprimento e 400 km de largura. Com 750 km de largura e uma superfície de 1 milhão de km², esta zona é apelidada pelos comerciantes de "cintura do carité".

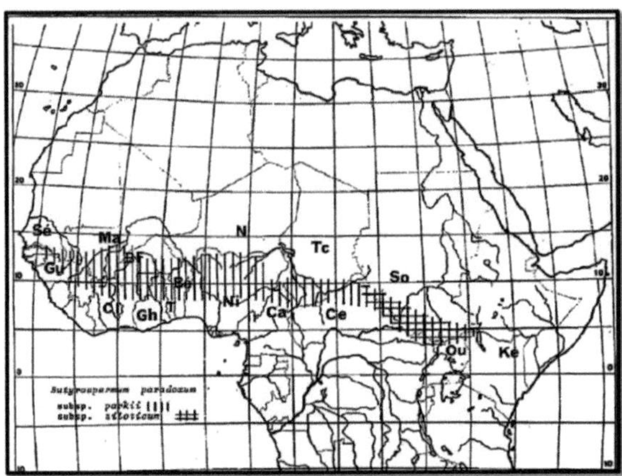

Figura 2: Distribuição do carité em África [21].

Cresce espontaneamente em regiões áridas e semi-áridas, com precipitações que variam de 500 a 1.500 milímetros (mm) e climas marcados por duas estações distintas, com um longo período seco. Também cresce espontaneamente em solos lateríticos bem drenados [18]. Os solos de carité mais densamente povoados encontram-se do Mali à Nigéria [21,22].

A investigação científica recente também demonstrou que o cultivo do carité nas nossas regiões é tecnicamente possível e viável [19].

1.2.3. Fabrico

Dezasseis milhões de mulheres africanas nas zonas rurais são responsáveis pela colheita do fruto, pela sua extração e pela sua comercialização local [23,24], daí a sua alcunha de "ouro das mulheres". No entanto, a indústria internacional do carité é essencialmente dominada por homens [24-26]. "Tradicionalmente, a polpa é retirada do fruto do carité, que é colhido entre meados de junho e meados de setembro. Obtém-se assim uma noz da qual se recupera a amêndoa. Esta é lavada e deixada a secar, sendo depois esmagada, torrada, moída e batida. Três quilos de amêndoa rendem cerca de um quilo de manteiga, ou seja, uma relação de um terço [27]. Existem três métodos para extrair a manteiga da amêndoa de carité:

a) O método tradicional

As amêndoas são trituradas, torradas e moídas até se obter uma pasta espessa, que é depois vigorosamente batida em água. A imersão em água a ferver separa a manteiga dos outros componentes da amêndoa, nomeadamente das impurezas que se depositam no fundo do recipiente. Uma vez retirada, a manteiga que flutua à superfície é amassada antes de ser cozinhada durante muito tempo, para permitir a evaporação da água e a sedimentação das impurezas. O óleo (de facto, a manteiga líquida) assim obtido é filtrado antes de ser embalado. Obtém-se assim uma manteiga de karité artesanal, mas o calor altera um pouco as suas qualidades.

O resultado é 30 a 35% de manteiga por peso seco de nozes [27].

b) Extração por prensagem a frio

As amêndoas são simplesmente esmagadas numa prensa a uma temperatura inferior a 80°C. Este método mecânico não extrai toda a manteiga da noz, mas é o método que proporciona a melhor qualidade, uma vez que os ingredientes activos da manteiga de carité são preservados.

c) Extração por solventes

As amêndoas são moídas e, em seguida, é utilizado um solvente, o hexano. A manteiga ainda contida nas amêndoas dissolve-se no hexano. Em seguida, deixa-se evaporar o hexano e recupera-se a manteiga de carité. Este método é o mais rentável, mas a manteiga de carité obtida é de qualidade inferior. O resultado é até 45% de manteiga por peso seco de amêndoa [27].

d) No Ocidente

A maior parte da manteiga e dos seus componentes é importada sob a forma de grãos transformados do Ocidente e da Ásia, o que priva os países produtores e os transformadores tradicionais de uma parte significativa do valor acrescentado do sector [28]. "A manteiga de karité é extraída através de processos industriais, principalmente na Europa, e depois separada em duas fracções:

- Uma fração de gordura vegetal (estearina): vendida para a formulação de equivalentes ou melhoradores de manteiga de cacau (CBE/CBI) e margarinas.

- E uma fração de óleo, utilizada como base barata na produção de margarinas, bem como um componente da alimentação animal" [27].

Esta oleína é também vendida aos fabricantes de cosméticos e, apesar das intensas campanhas de marketing sobre o efeito benéfico do sector para a emancipação das mulheres, representa 50% do carité utilizado na indústria cosmética [28].

1.2.4. Composição

A manteiga de karité contém cinco ácidos gordos principais (triacilgliceróis): palmítico, esteárico, oleico, linoleico e araquídico. Destes, os ácidos esteárico e oleico representam cerca de 85-90%, consoante a origem [29,30]:

- Ácido oleico (40-60%)

- Ácido esteárico (20-50%)
- Ácido linolénico (3-11%)
- Ácido palmítico (2-9%)
- Ácido linoleico (< 1%)
- Ácido araquídico (< 1%)

As proporções relativas dos ácidos esteárico e oleico influenciam a consistência da manteiga [30]. O ácido esteárico dá uma consistência sólida, enquanto o ácido oleico dá uma consistência macia ou mesmo líquida. Por exemplo, a manteiga de carité do planalto de Mossi (Burkina Faso) e do norte do Gana tem um teor mais elevado de ácido esteárico e é, portanto, geralmente mais dura; a manteiga de carité do Uganda é líquida e requer fracionamento para se tornar manteiga; as manteigas de carité da África Ocidental têm uma consistência mais variável [30]. Para além dos seus ácidos gordos, a manteiga de carité contém catequinas, vitaminas E e A, ácidos gordos essenciais [31] e triterpenos [32].

1.2.5. De acordo com a origem

A origem geográfica da manteiga de carité influencia a sua composição [30]. De facto, vários estudos, incluindo um da Universidade Ben Gurion do Negev, mostram "uma elevada variabilidade entre proveniências de diferentes regiões africanas e um efeito significativo do clima nos níveis de α-tocoferol" (uma forma de vitamina E). "O teor total de tocoferol (α, β, γ e δ) em 102 amostras de manteiga de carité de 11 países variou entre 29 e 805 µg/g de manteiga de carité, com uma média de 220 µg/g. O α-tocoferol, a principal forma detectada, constitui em média 64% do teor total de tocoferol." As árvores de carité de "Vitellaria localizadas em climas quentes e secos apresentam os níveis mais elevados de α-tocoferol (por exemplo, uma média de 414 ng/g em amostras de N'Djamena, Chade). As concentrações mais baixas de α-tocoferol (são) encontradas em amostras de regiões montanhosas frias, particularmente no norte do país (uma média de 29 µg/g)" [33]. O mesmo se aplica ao ácido esteárico e ao teor de álcool triterpénico (principalmente amirinas, lupeol e butirospermol), de acordo com um estudo japonês [34]. O ácido oleico é dominante na manteiga de carité do Uganda, enquanto o ácido esteárico é dominante na manteiga de carité da África Ocidental, de acordo com um estudo italiano de 150 regiões do Mali, Burkina Faso, Nigéria e Uganda [35]. Os resultados franceses mostram "diferenças entre a África Oriental e Ocidental na composição da gordura das nozes de carité: as nozes orientais (têm) um teor significativamente mais elevado de gordura e ácido oleico" com base em amostras de "624 árvores em cinco países africanos (Senegal, Mali, Burkina Faso, Gana e Uganda)" [36].

1.2.6. Importância socioeconómica da manteiga de carité no Mali

a) Oferta

De acordo com Brèves de la Revue Marchés Tropicaux et Méditerranéens, em 2008, os fornecimentos de carité do Mali distribuíam-se da seguinte forma em 2005:

Quadro I: Fornecimento de carité do Mali

Elementos	Quantidades em toneladas
Nozes	85000
Amêndoa	8000
Manteiga	500

O Mali é o segundo maior produtor mundial de nozes de carité, a seguir à Nigéria, e ocupa o sexto lugar em termos de exportações. De acordo com a FAO, o Mali produziu 190.000 toneladas de nozes de carité em 2008. Este valor compara-se com um potencial estimado de 250.000 toneladas para o mesmo ano, o que dá uma produção global de nozes de carité igual a 76% do potencial estimado. No que respeita às exportações, os últimos dados disponíveis no FAOSTAT estimam que foram produzidas 4.015 toneladas de nozes em 2002, contra 2.432 toneladas em 2004 [37].

Quadro II: Produção e exportação de manteiga de karité

Ano Mali	1998	2000	2002	2004	2006	2008
Produção	85000	85000	85000	85000	70000	190000
Exportação			4015	2432		

De acordo com a DNSI (Diretion Nationale de la Statistique et de l'Informatique) 2003, 3,5% das exportações do Mali são de nozes de carité. Representa 81% das exportações de sementes oleaginosas. Dois terços destas exportações destinam-se ao mercado sub-regional (República da Costa do Marfim, Burkina Faso e Gana), que as comercializa sob as suas próprias marcas. Os fabricantes europeus que utilizam o carité como matéria-prima estão bem representados nestes países. De acordo com o programa nacional PCDA (Programa de Competitividade e Diversificação Agrícola), o potencial de produção da base produtiva maliana é estimado no quadro seguinte:

Quadro III: Oferta potencial no Mali (PCDA)

Estimativa das existências de carité	408.607.769 pés
Área de superfície estimada	229.912.500 ha
Produção potencial	250.000 t
Recolha potencial	150.000 t
Consumo estimado	97.000 t
Exportação total estimada	53.000 t
Exportação sob a forma de grãos de carité	50.000 t
Exportação sob a forma de manteiga de karité	3.000 t

b) O pedido

A procura de manteiga de carité do Mali é sobretudo local, nacional e sub-regional. Não existem dados disponíveis sobre a procura de manteiga de carité a qualquer nível. Os poucos dados de que dispomos sobre o consumo nacional são antigos. Remontam a 1993, com um estudo efectuado pela APROMA, que salientou que, em média, uma família de 7 pessoas consome o equivalente a 150 g de manteiga. A procura internacional existe. No entanto, para satisfazer esta procura, a maior parte do carité do Mali tem de transitar pela República da Costa do Marfim ou pelo Burkina Faso. Os exportadores com quem falámos confirmaram esta prática, citando a Holanda e a Índia como os seus principais clientes. Um estudo interessante efectuado pelo CECI sobre a imagem de marca do carité em 2007 fornece informações sobre o consumo de carité no Mali. É o resultado de um inquérito com uma amostra de 500 habitantes urbanos (em Bamako e Sikasso). O perfil do consumidor maliano identificado por este estudo corresponde ao grupo etário dos 21-40 anos, casado. Este grupo representa 58,8% dos consumidores. No que diz respeito à forma dos produtos consumidos, os quadros que se seguem mostram como, fornecem informações sobre a natureza e a frequência de utilização.

Quadro 4: Utilização de produtos de carité no Mali, 2007

Produto de manteiga de karité	Percentagem
Manteiga crua para hidratar	99,20
Manteiga crua para óleo alimentar	97,40
Creme hidratante	87,60
Sabonete artesanal	86,00
Sabão industrial	66.00
Bálsamo labial	18,20

Quadro 5: Frequência de utilização no Mali, 2007

Produto Frequência	Frequentemente	Ocasionalmente	Raramente	Nunca	Não sei
Hidratação em bruto	55	30	9	7	0
Cozinhar	42	38	10	0	0
Creme hidratante	10	15	15	52	7
Sabão artesanal	30	28	18	0	3
Sabão industrial	11	7	5	60	18
Bálsamo labial	23	32	13	8	8

As principais razões para utilizar a manteiga de karité, para além das suas propriedades cosméticas, são

- No caso da manteiga crua para hidratação, as propriedades medicinais são as mais importantes;
- No caso da manteiga crua para cozinhar, os benefícios alimentares são mencionados por 71,7% dos utilizadores;
- 63,2% e 60% mencionam as virtudes cosméticas do creme hidratante e do sabão industrial, respetivamente;
- Para 80,7% dos inquiridos, uma das principais caraterísticas do sabão artesanal são as suas propriedades medicinais e não as cosméticas (7,8%).
- 62,4% dos consumidores do Mali classificam as propriedades medicinais do bálsamo labial de manteiga de karité à frente das suas propriedades cosméticas (36,2%).

O inquérito revelou igualmente que 89,4% dos consumidores malianos, uma vez bem informados sobre o conceito de comércio justo, estavam dispostos a comprar estes produtos, mesmo que os preços fossem mais elevados (2007) [37].

c) Circuito comercial

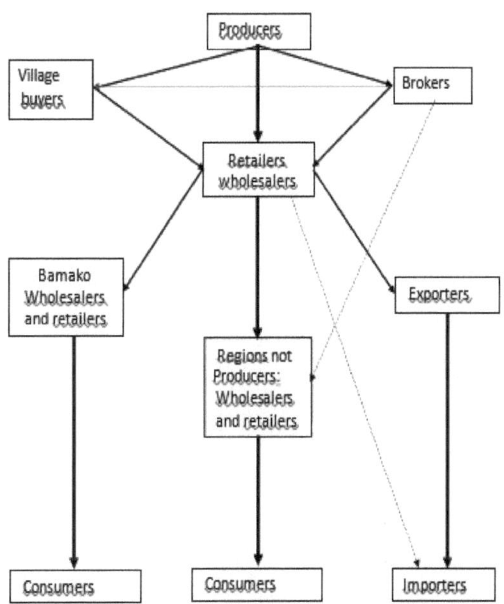

Legendas:

Muito comum Comum Comum Raro

***Figura 3**: Rede de comercialização de manteiga de karité no Mali, incluindo cooperativas [37].*

1.2.7. Utilizações cosméticas e farmacêuticas da manteiga de karité

Embora a manteiga de carité seja utilizada há milhares de anos em África, é atualmente uma matéria-prima muito apreciada pela indústria. É utilizada na indústria alimentar e, sobretudo, nas indústrias cosmética e farmacêutica.

a) Utilização em cosmetologia

Embora limitada em relação às necessidades da indústria alimentar, a procura de manteiga de carité na indústria cosmética é relativamente elevada. Tal como acontece com todas as gorduras vegetais, a presença de ácidos gordos livres e triglicéridos na manteiga de carité significa que esta pode ser utilizada na formulação de sabonetes, cremes, leites e pomadas cosméticos. Além disso, devido ao seu elevado teor de matéria insaponificável, diz-se que tem propriedades de reparação e manutenção da pele e do cabelo. A este respeito, é frequentemente utilizado como agentes :

↬ Proteção capilar, graças à presença de vitamina A, que devolve a elasticidade e a vitalidade aos cabelos danificados;

↬ Para o cuidado do rosto e do corpo, porque hidrata e nutre as camadas superficiais da pele, protege-a dos raios solares UV e melhora a sua elasticidade, regenerando as células mortas;

↬ Massagens relaxantes;

↬ Proteção contra as intempéries (frio, vento);

A manteiga de karité pode ser encontrada em produtos cosméticos [39], tais como :

- Produtos para bebés (5-8%) ;
- Cremes para as mãos (5-10%);
- Cuidado dos lábios (5-10%);
- Cremes de noite (8 a 15%);
- Produtos para peles secas e sensíveis (5 a 12%);
- Produtos para prevenir as estrias durante a gravidez (6-8%);
- Cremes de dia (4 a 6%);
- Sabões (2 a 3%);
- Pastas de dentes (1%) ;
- Máscaras faciais (5%), etc... [5]

b) Utilização em farmácias

A natureza insaponificável da manteiga de karité confere-lhe propriedades anti-inflamatórias e cicatrizantes, que são utilizadas em massagens e no tratamento de dores e constipações. Estas propriedades são também utilizadas em certos produtos para tratar dores reumáticas e queimaduras. A manteiga de karité é também utilizada como excipiente gordo na preparação de pomadas, leites e cremes dermatológicos [39]. Pode ser encontrada, por exemplo, em preparações analgésicas (Baume saint Bernard, creme de hidrocortisona) e em preparações anti-acne, em linimentos e pomadas.

2. Emulsões

2.1. Definições

Uma emulsão é definida como um sistema no qual um líquido está disperso em gotículas finas noutro líquido. Os dois líquidos devem ser imiscíveis. O líquido disperso na forma de gotículas finas é chamado de fase dispersa (ou descontínua), enquanto o outro líquido no qual as gotículas se difundem é chamado de fase contínua (ou dispersa). As emulsões são, portanto, sistemas dispersos [52].

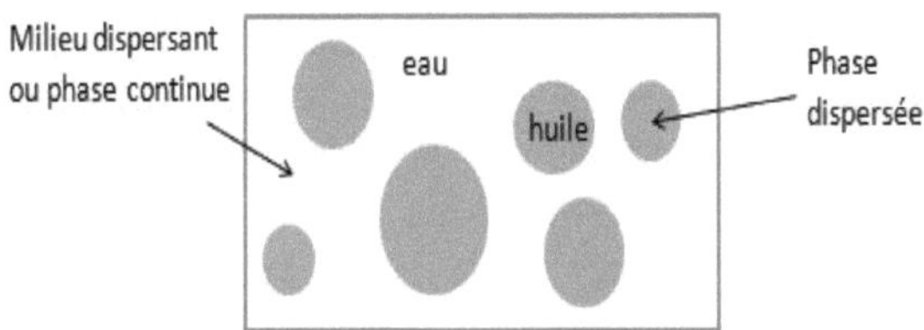

Figura 4: Diagrama de fases

As emulsões encontram-se em muitos domínios, incluindo o alimentar, o cosmético, o farmacêutico e o petrolífero, etc. Este facto pode ser explicado pelos diferentes tipos de emulsões que podem ser encontrados [41] :

- Emulsões "naturais" como o leite, o vinagrete ..;
- Emulsões formadas temporariamente durante certas etapas dos processos industriais (extração líquido-líquido, polimerização em emulsão);
- Durante certos processos, formam-se emulsões indesejáveis que tentamos eliminar, por exemplo, durante a exploração de campos petrolíferos. Este fenómeno também se verifica nos processos de maquinagem, no desengorduramento e na remoção de óleo das águas residuais antes da descarga;
- As emulsões formuladas mais frequentemente encontradas são

Podem ser utilizados numa vasta gama de aplicações devido à sua facilidade de conformação, mas também devido às suas múltiplas texturas: fluidas, cremosas, gelatinosas, etc., o que explica o seu grande interesse na cosmética (higiene e beleza) e na indústria alimentar.

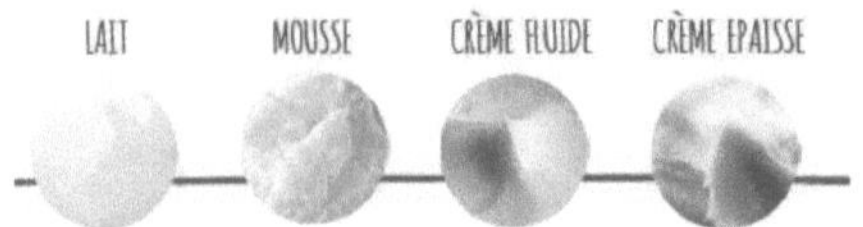

Figura 5: Diferentes tipos de textura de emulsão

2.2. Os diferentes tipos de emulsão

Uma emulsão é normalmente constituída por duas fases: uma fase hidrofílica denominada água (E) e uma fase lipofílica denominada óleo (H).

– A fase hidrofílica |E|, também conhecida como fase aquosa, contém água e compostos solúveis em água.

– A fase lipofílica |H|, também conhecida como fase gordurosa, fase oleosa ou fase orgânica, é constituída por uma mistura de ingredientes de diversas origens. Pode ser composta por óleos, gorduras e/ou ceras que, à temperatura ambiente, se encontram na forma líquida, semi-sólida e sólida, respetivamente. Podem também ser utilizadas substâncias sintéticas [40].

2.2.1. Emulsões simples

De acordo com a farmacopeia, existem 2 formas de emulsão simples:

- Emulsões diretas: Emulsões O/W de óleo em água em que o

as gotas de óleo são dispersas na água.

- Emulsões inversas: emulsões água-em-óleo, W/O [40].

2.2.2. Emulsões duplas

As emulsões duplas são aquelas que compreendem simultaneamente emulsões O/W e W/O, dando origem a emulsões água-em-óleo-em-água (W/O/W) ou óleo em água-em-óleo (O/W/O). Cada glóbulo disperso na emulsão dupla forma uma estrutura vesicular que contém um ou vários compartimentos aquosos separados da segunda fase aquosa por uma fase oleosa [40].

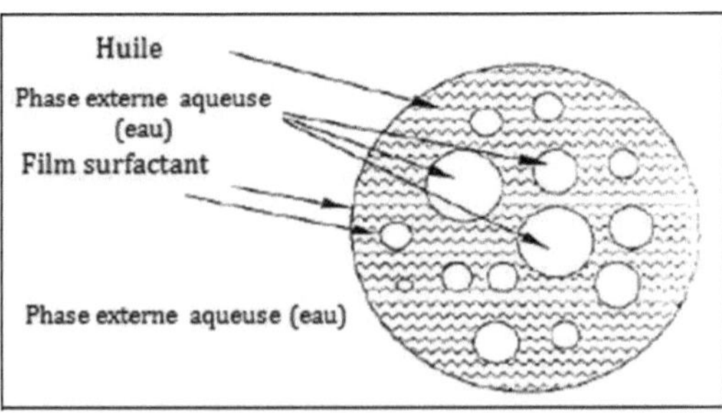

Figura 6: Diagrama de uma emulsão W/O/W dupla

Tal como acontece com as emulsões simples, existem 2 tipos de emulsões duplas:

- Emulsões de água-em-óleo-em-água (W/O/W), em que uma emulsão W/O é dispersa sob a forma de gotículas numa fase aquosa. As gotículas de óleo são envolvidas por uma fase aquosa que, por sua vez, envolve uma ou mais gotículas de água. O seu fabrico requer dois tensioactivos: um hidrofóbico para estabilizar a interface da emulsão W/O interna e um hidrofílico para estabilizar a interface externa dos glóbulos de óleo.

- Emulsões de óleo em água em óleo (O/W/O), em que uma emulsão O/W é dispersa numa fase oleosa. Neste sistema

Numa emulsão, a fase aquosa (hidrofílica) separa as fases oleosas interna e externa. As emulsões de água-em-óleo-em-água (W/O/W) são o tipo mais comum de emulsão.

2.3. Tensão superficial e tensioactivos

a. Tensão superficial

Como uma emulsão é constituída por 2 fases imiscíveis, as moléculas da interface líquida não estão rodeadas por moléculas da mesma natureza, pelo que não estão em equilíbrio. Assim, desenvolve-se uma força na interface, que contrai a superfície de contacto para estabilizar a interface. Esta força é designada por tensão interfacial. Existe em qualquer interface entre dois meios diferentes (dois sólidos, dois líquidos ou entre um líquido e um sólido). Pode também ser definida como uma energia por unidade de área ou como uma força por unidade de comprimento. A unidade de medida da tensão superficial é o newton por metro (N/m) ou J/m2. Quanto maior for a tensão superficial, maior será a energia necessária para produzir a superfície e, por conseguinte, mais difícil será gerar uma gota.

b. Tensioactivos

Os tensioactivos são moléculas anfifílicas com uma parte hidrofílica e uma parte lipofílica. A cabeça hidrofílica forma ligações de hidrogénio e iónicas com a fase hidrofílica, enquanto a cauda forma ligações de Van der Waals e interações hidrofóbicas com a fase lipofílica.

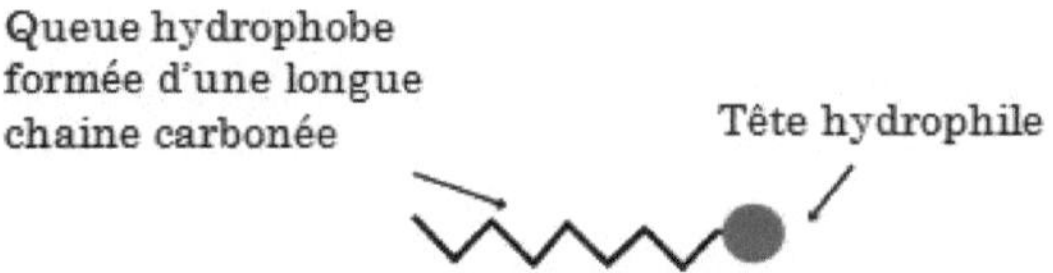

Figura 7: Diagrama simplificado de um tensioativo

Apresentam 3 propriedades importantes em termos de fabrico e estabilidade das emulsões:

- Reduzem a tensão superficial, o que facilita a formação de gotículas e impede a recombinação imediata da gota.

- Reduzem o gradiente de pressão na interface, o que tem os seguintes efeitos estabiliza as gotículas, repelindo-as umas das outras

- Estabilizam as gotas, impedindo-as de interagir umas com as outras

O HLB (Hydrophilic-Lipophilic Balance) foi desenvolvido por William C. Griffin em 1949. É utilizado para estimar a relação hidrófilo/lipófilo e, sobretudo, para escolher um tensioativo em função da direção da emulsão escolhida. A escala varia de 1 a 20. O valor do HLB é elevado quando a fração hidrofílica é predominante e, inversamente, é baixo se a molécula for mais lipofílica do que hidrofílica. O conhecimento do HLB facilita a escolha do tensioativo no momento da utilização. O quadro seguinte mostra os diferentes papéis que os tensioactivos podem desempenhar em função do seu HLB.

Quadro IVI: Papel dos tensioactivos em função do HLB

Valor HBL	Papel
3 à 6	Emulsionantes A/O
8 à 18	Emulsionantes O/W

Acima de uma determinada concentração de tensioativo, denominada concentração micelar crítica (CMC), os tensioactivos tendem a formar aglomerados denominados micelas. Na água, as extremidades lipofílicas do tensioativo estão viradas para o interior da micela, enquanto as extremidades hidrofóbicas formam a interface entre a micela e o solvente. Num solvente orgânico, como o óleo, a disposição é inversa.

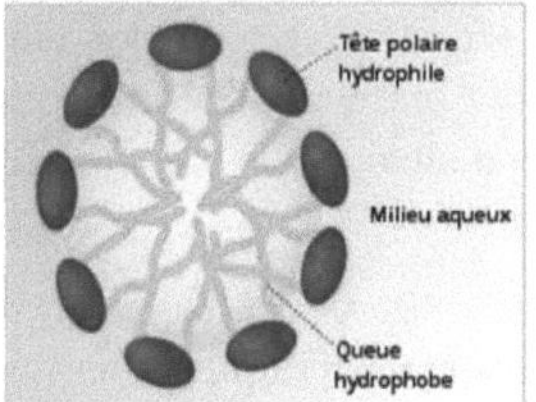

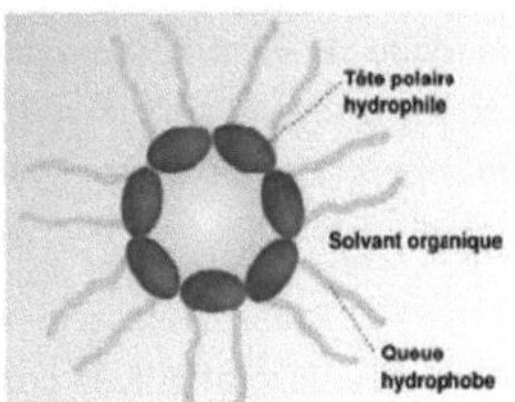

Figura 8: Diagrama de uma micela. a- micela direta; b- micela inversa

Na presença das duas fases imiscíveis, o tensioativo é absorvido na interface líquido-líquido, modificando assim a tensão superficial. A tensão superficial diminuirá até atingir um valor mínimo, que manterá apesar de uma baixa concentração de tensioativo (CMC): o tensioativo já não está suficientemente concentrado para formar micelas e preencher toda a superfície do líquido.

2.4. Estabilidade das emulsões

Por definição, uma emulsão não é um sistema em equilíbrio termodinâmico (igualdade dos potenciais químicos entre as duas fases). Os principais fenómenos responsáveis pela instabilidade das emulsões são resumidos a seguir:

Quadro VII: Fenómenos e causas da instabilidade da emulsão

Fenómenos	Causas
Assassinato de Ostwald	Solubilidade da fase dispersa na fase dispersante
Cremação e sedimentação	Diferença de densidade entre as duas fases
Floculação	Repulsões insuficientes entre as gotículas
Coalescência	As gotículas juntam-se e desfazem o fio interfacial

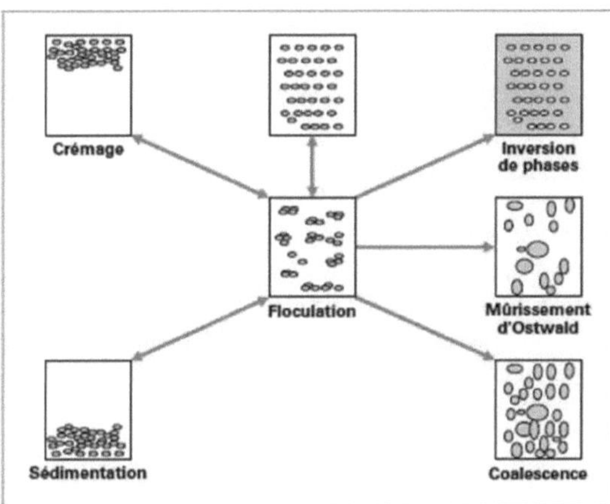

Figura 9: Fenómenos envolvidos na desestabilização das emulsões [40].

2.4.1. Assassinato de Ostwald

Isto é conhecido como maturação, uma vez que as gotículas mais pequenas se difundem nas maiores através da fase contínua.

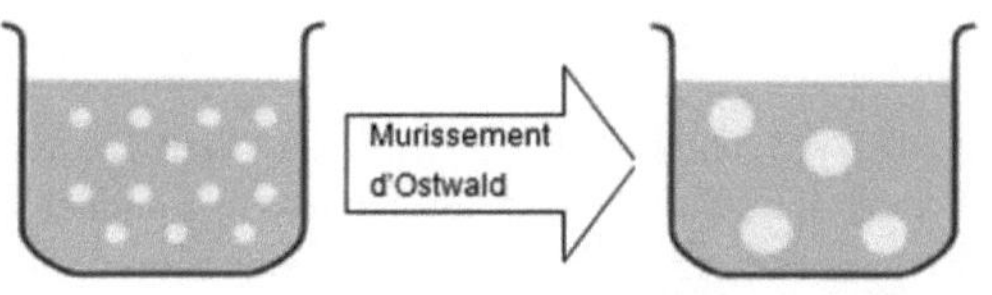

Figura 10: Assassinato de Ostwald

Este fenómeno deve-se à diferença de pressão no interior das gotas e, mais especificamente, à pressão de Laplace exercida na interface das gotas. Esta representa a diferença de pressão entre as fases convexa e côncava da gota.

$$P_L = \frac{2y}{r}$$

Com PL Pressão de Laplace (Pa) y tensão interfacial (N/m) r raio de curvatura principal da gota A pressão de Laplace é, portanto, proporcional à tensão interfacial e inversamente proporcional ao tamanho da gota. É muito elevada para as gotas pequenas e baixa para as gotas maiores. As gotas pequenas são, portanto, difíceis de fragmentar, razão pela qual se difundem em gotas maiores. Para as gotas entre 50 e 200 nm, a maturação de Ostwald é o principal mecanismo de desestabilização. Quando começa a ocorrer, é quase impossível parar porque tende a reduzir a energia ao minimizar a superfície interfacial [43].

Este fenómeno pode ser controlado por :

- Homogeneização do tamanho das gotas;

- Pode ser retardada ou interrompida pela adição de componentes pobres ou insolúveis na fase contínua.

2.4.2. Cremação e sedimentação [40]

No fenómeno de cremação, as gotículas migram para cima a partir da fase dispersa (emulsão O/W), enquanto que no fenómeno de sedimentação migram para baixo (emulsão W/O). O tamanho das gotículas, a diferença de densidade entre as duas fases e a gravidade são os parâmetros que influenciam a migração das gotículas. A cremação tem lugar se a densidade da fase dispersa for superior à da fase dispersante, caso contrário ocorre sedimentação.

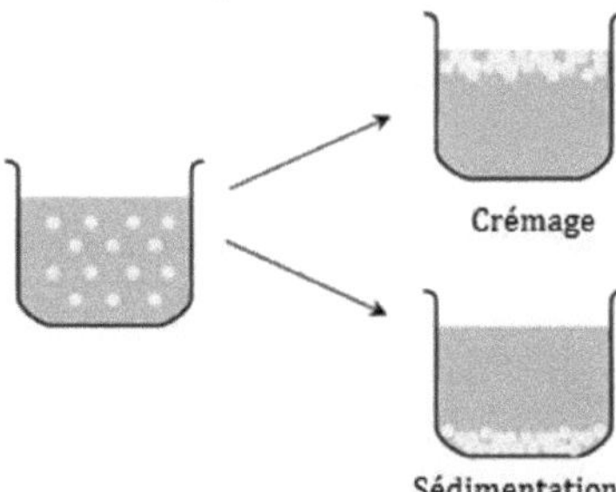

Figura 11: Fenómenos de cremação e sedimentação

Estes dois fenómenos podem ser controlados aumentando a viscosidade da fase dispersante ou utilizando um agente texturizante. São também reversíveis: se a emulsão reagir, volta ao seu aspeto inicial. A longo prazo, estes fenómenos concentram as gotas localmente e aceleram as instabilidades como a coalescência.

2.4.3. Floculação [40]

A floculação começa nas emulsões logo que a agitação é interrompida. Os agregados começam a formar-se muito rapidamente: o seu tempo de formação varia de algumas fracções de segundo a vários segundos, dependendo da concentração da fase aquosa interna. No entanto, a sua estrutura nas emulsões E/H e a velocidade da sua formação dependem da concentração da fase dispersa.

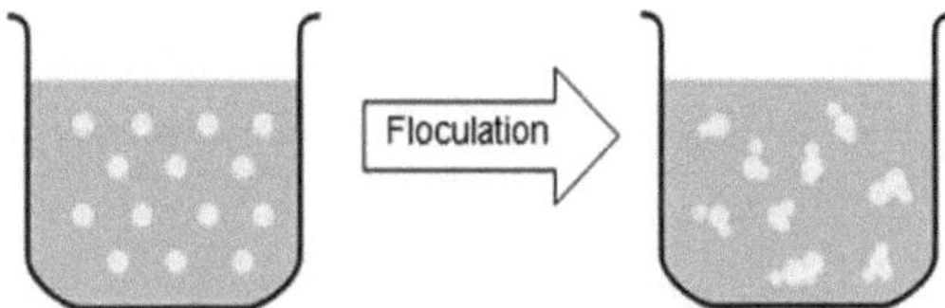

Figura 12: Fenómeno de floculação

Para gotículas aquosas com dimensões entre 100 e 300 nm, o movimento browniano é a principal razão para a floculação. Se as partículas colidirem, isto leva à formação de agregados contendo centenas de gotículas. Estes agregados podem ter uma forma esférica compacta. Neste caso, um aumento no tamanho dos agregados leva à sua sedimentação e à separação da fase orgânica da emulsão. Além disso, estes agregados podem ser estruturas ramificadas que ocupam quase todo o volume das emulsões O/W ou W/O [44]. No entanto, a floculação pode ser controlada:

- Aumentando a viscosidade da fase de dispersão, porque uma fase de dispersão mais espessa reduz a velocidade de colisão entre as gotículas;

- Através da adição de tensioactivos

É também um fenómeno reversível: a agitação permite a ressuspensão das gotas.

2.4.4. Coalescência

A coalescência ocorre quando há uma rutura da película protetora da fase contínua. Isto deve-se ao facto de as gotículas se juntarem, o que tenderá a reduzir a película fina sob o efeito da pressão exercida sobre as gotículas. As gotículas fundir-se-ão para formar gotículas maiores. Eventualmente, a emulsão pode romper-se ou sair de fase.

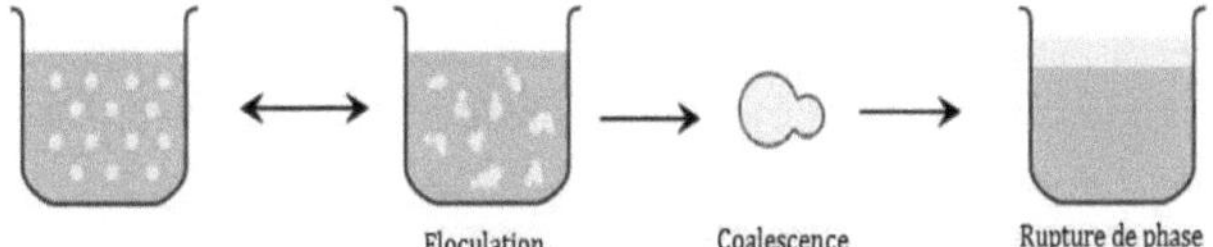

Figura 13: Coalescência ou fenómeno de rutura de fase

Para limitar este fenómeno, é preferível utilizar um tensioativo que reforce a película protetora aumentando a elasticidade interfacial.

2.5. Processos descontínuos de preparação de emulsões

O fabrico de emulsões requer uma entrada de energia externa que é, na maioria das vezes, mecânica, mas também pode ser sónica, eléctrica ou outra. Existem 2 categorias principais [45]:

- Os que geram cisalhamento: incluem principalmente peças móveis especificamente concebidas para a emulsificação (turbinas e hélices), dispositivos rotor-estator e moinhos coloidais;

- Processos que envolvem cavitação, tais como técnicas ultra-sónicas e homogeneizadores de alta pressão.

2.5.1. Emulsificação por agitação mecânica

a) Fases de fabrico

As diferentes fases do fabrico de uma emulsão são apresentadas na figura abaixo:

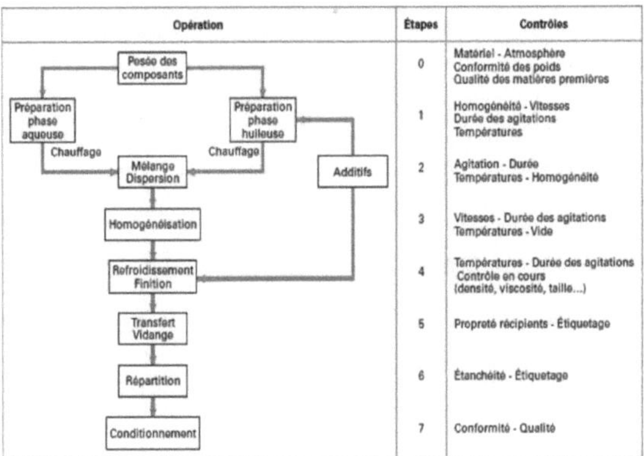

Figura 14: Etapas do fabrico de uma emulsão [45].

Existem 2 fases sucessivas principais [45] :

- Uma fase de pré-emulsificação: consiste em suspender gotículas da fase dispersa na fase contínua (fase de dispersão-mistura). Na maioria dos casos, a fase a ser dispersa é introduzida gradualmente na fase contínua onde é aplicada agitação mecânica. Isto produzirá gotículas de aproximadamente 100 μm de tamanho;

- Uma fase de homogeneização: como as gotas geradas na primeira fase são demasiado grandes, o objetivo é reduzir o seu tamanho para estabilizar a emulsão.

O sistema de dispersão escolhido deve provocar um cisalhamento suficientemente elevado para garantir uma boa dispersão, circulação e transporte do líquido, de modo a que todo o volume possa passar pela zona de dispersão num determinado tempo ou tempo de trânsito [41-45].

b) Dispersores

O principal objetivo dos dispersores é assegurar um bom cisalhamento, a fim de incentivar a desagregação das gotículas. A circulação é também um parâmetro importante a ter em conta, uma vez que influencia a distribuição de tamanhos. À medida que as gotas se afastam do agitador e, por conseguinte, da zona de cisalhamento, tendem a coalescer. São preferíveis turbinas do tipo Rushton ou turbinas com pás inclinadas que geram um elevado cisalhamento. As gotas produzidas terão um tamanho entre 10 e 100 µm [45].

c) Homogeneizadores

Os homogeneizadores são utilizados para obter o tamanho de partícula desejado e uma boa estabilidade. Para o conseguir, os móveis utilizados têm uma elevada taxa de cisalhamento. O mais comummente utilizado é o sistema rotor-estator, em que o líquido é aspirado para a cabeça de trabalho, passa através do rotor e das pás do estator, onde sofre um elevado cisalhamento antes de ser expulso e voltar a emergir. As gotas produzidas são relativamente pequenas, na ordem dos micrómetros. É por esta razão que estes sistemas são utilizados diretamente ou após uma fase de pré-emulsificação [45].

2.5.2. Misturador estático

Um misturador estático é constituído por um conjunto de elementos imóveis colocados de ponta a ponta num tubo. Cada elemento tem uma estrutura geométrica rígida particular que divide o fluxo e o recombina. Geralmente, os fluidos são postos em contacto pelo movimento radial que ocorre nos misturadores e circulam com a ajuda de uma bomba. Este sistema tem uma distribuição homogénea do cisalhamento e do tamanho das partículas, resultando em emulsões relativamente finas (da ordem de 1 µm de diâmetro) [45].

2.5.3. Inversão de fase

Trata-se da transformação de uma emulsão O/W numa emulsão W/O ou vice-versa. Existem vários mecanismos possíveis para este fenómeno:

- Uma mudança de temperatura ;
- Uma mudança de composição: por exemplo, se uma fase aquosa contendo um tensioativo hidrofílico for adicionada a uma fase oleosa contendo um tensioativo lipofílico, ou pela adição de um grande volume da fase inicialmente dispersa.

2.5.4. Emulsificação por membrana

Trata-se de um método relativamente recente que registou um enorme desenvolvimento nos últimos quinze anos. É uma técnica muito interessante devido ao seu baixo consumo de energia e ao excelente controlo do tamanho e da distribuição das gotículas. Vimos que as emulsões simples podem ser preparadas em condições de alto cisalhamento para obter gotículas pequenas (por exemplo, por agitação mecânica). As emulsões duplas, por outro lado, são preparadas com um cisalhamento mais baixo para evitar a quebra das gotículas internas [46]. De facto, um cisalhamento elevado provocaria uma difusão interna nas gotículas, o que aumentaria a frequência das colisões e, por conseguinte, a coalescência das gotículas internas com a fase aquosa externa [47].

Uma vez que as tensões de cisalhamento são suaves durante a emulsificação por membrana, este é um processo interessante para o seu fabrico. As emulsões duplas são preparadas através da emulsificação de emulsões simples com um excesso de fase aquosa ou oleosa, consoante se trate de W/O/W ou O/W/O, respetivamente. São utilizados dois modos de funcionamento: emulsificação por membrana com fluxo cruzado e pré-mistura por membrana.

a) Emulsificação por membrana de fluxo cruzado

Neste modo de funcionamento, a emulsão primária é formada por emulsificação por membrana. A fase a ser dispersa é pressionada através de uma membrana microporosa enquanto a fase contínua flui ao longo da superfície da membrana. As gotículas formam-se através dos poros. As gotículas separam-se quando atingem um tamanho crítico. Quando os poros não são cilíndricos, entra em ação uma força importante: a força resultante da deformação da fase a dispersar no poro. Esta força pode tornar-se dominante em certos casos. Este método é utilizado para fixar o tamanho das gotas, que será maior do que o menor dos raios dos poros.

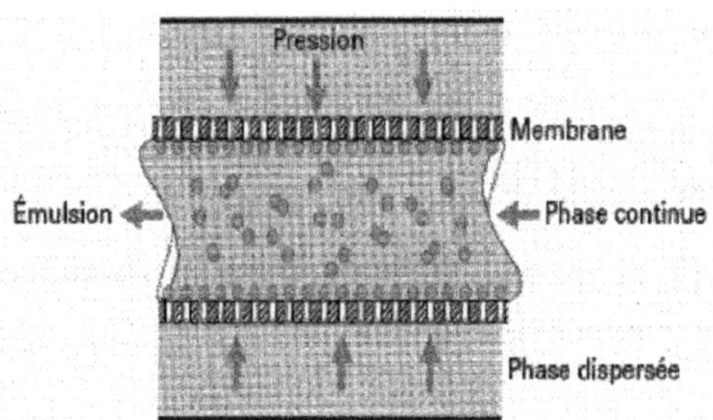

Figura 15: Representação esquemática de um processo simples de emulsificação em fluxo cruzado

A solução que contém a emulsão simples é então pressionada através dos poros da membrana, formando assim a emulsão dupla [48].

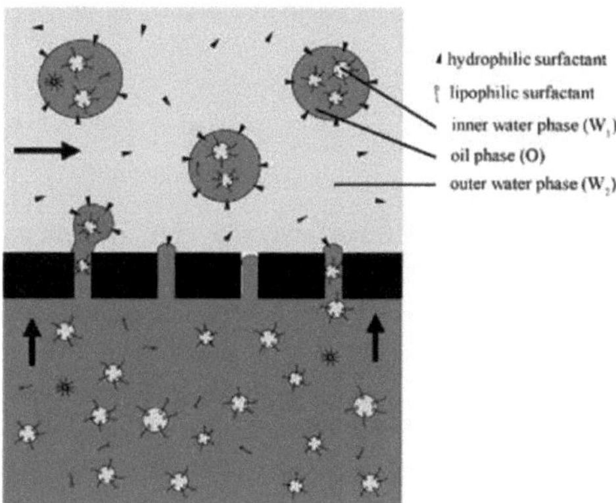

Figura 16: Representação esquemática de um processo de emulsificação de fluxo cruzado duplo

b) Pré-mistura de membranas

É produzida uma pré-mistura inicial grosseira composta por emulsões simples. Esta é então empurrada através de uma membrana. Depois de as gotículas grandes terem passado através desta membrana, as gotículas dividem-se em gotículas e são duplicadas. A distribuição do tamanho das gotas obtida é ligeiramente mais larga do que a obtida com o método de emulsificação por membrana de fluxo cruzado.

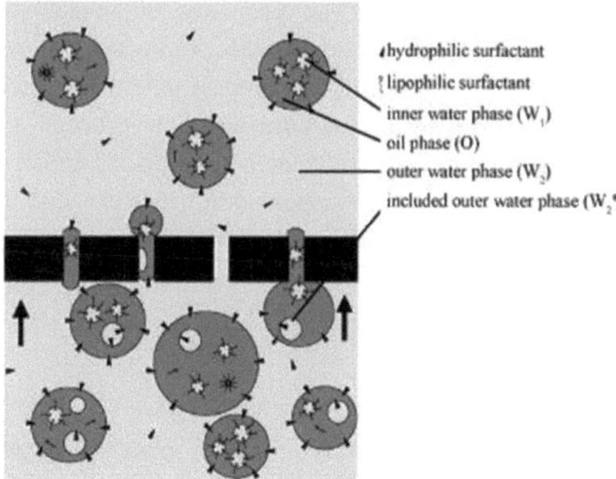

Figura 17: Representação esquemática da dupla emulsificação por pré-mistura de membranas

Para estes dois mecanismos de formação, é muito importante que a membrana permaneça constantemente molhada pela fase contínua para que as gotículas se formem e se separem corretamente. Uma desvantagem notável desta técnica é o baixo fluxo da fase dispersa causado pela baixa permeabilidade hidráulica da maioria das membranas utilizadas. No entanto, o fluxo da fase dispersa pode ser aumentado através da utilização de uma membrana com baixa resistência hidráulica [8].

2.5.5. Outras técnicas

a) Emulsificação por membrana de fluxo cruzado com membranas SPG Mine et al. foram os primeiros a relatar a possibilidade de produzir emulsões duplas (W/O/W) por emulsificação por membrana com vidro poroso Shirasu (SPG). Utilizaram um microfluidificador para a primeira emulsão W/O e membranas SPG para produzir a dupla emulsão. Verificaram que a membrana deve ser hidrofílica. Além disso, deve ter um tamanho médio de poro de pelo menos duas vezes o diâmetro das gotículas de água na emulsão W/O primária. Se não for este o caso, as gotículas serão rejeitadas pela membrana. Além disso, a concentração de gotículas de água internas para o fabrico de emulsões W/O/W deve situar-se entre 30 e 50% em volume. No entanto, Okochi e Nakano obtiveram bons resultados com uma proporção inferior [48]. Trata-se de um método fiável e reprodutível para a produção de emulsões estáveis, sempre que são utilizados tensioactivos. Uma desvantagem deste método em comparação com os métodos convencionais é o longo tempo necessário para produzir emulsões devido às baixas taxas de fluxo. Isto pode ser um problema se a estabilidade dos ingredientes activos utilizados for baixa.

b) Emulsificação em microcanais

Este é um novo processo utilizado para produzir emulsões monodispersas. As gotículas obtidas são muito mais monodispersas do que as obtidas por agitação mecânica ou emulsificação por membrana. Neste processo, pequenos microcanais não cilíndricos são formados numa pastilha de silício. As gotículas são produzidas forçando a fase dispersa através dos microcanais. Esta técnica utiliza, portanto, a tensão interfacial, as vantagens da escala micrométrica e a força para formar as gotículas. Este processo é interessante para a produção de emulsões duplas porque as gotículas são formadas através do fluxo de baixo cisalhamento da fase contínua. Uma desvantagem deste método, que ainda precisa de ser melhorado, é a sua baixa taxa de produção de emulsão [48].

2.5.6. Desvantagens destes processos de fabrico

a. Aspeto energético

Para produzir emulsões, os sistemas acima referidos, nomeadamente os que requerem agitação mecânica, consomem muita energia. Este facto deve-se principalmente à energia fornecida pela turbina e ao cisalhamento necessário para quebrar as gotículas. Esta energia é transmitida pelo sistema de dispersão e divide-se em dissipação viscosa no líquido, energia dissipada utilizada para a fragmentação e energia interfacial. O cisalhamento dissipará uma grande parte da energia fornecida pela turbina. A energia mecânica será dissipada sob a forma de calor, daí a importância de arrefecer a formulação durante a emulsificação para controlar a temperatura. Podemos ainda referir a pressão de Laplace que, tal como a energia interfacial, está presente nas interfaces e representa parte da energia a fornecer ao nosso sistema [41]. É de notar que o consumo de energia de um móvel está relacionado com o tipo de fluxo que implementa no tanque [45]. A temperatura é também um parâmetro importante porque vai influenciar a qualidade da emulsão. A temperatura pode afetar a viscosidade do meio, mas também pode modificar a energia livre interfacial [41].

b. Tamanho das emulsões

Em geral, numa emulsão, as gotículas da fase dispersa não têm um único tamanho. É por isso que falamos de distribuição do tamanho das partículas. Este parâmetro é importante porque tem um impacto na estabilidade da emulsão (particularmente na maturação). Está bem estabelecido que os processos mecânicos resultam numa ampla distribuição de tamanho. A microfluídica, por outro lado, parece produzir emulsões monodispersas.

2.6. Processos de fabrico contínuo de emulsões

Desde 1990, foram feitos muitos progressos em termos de processos e de compreensão dos fenómenos físico-químicos. Por conseguinte, é possível conceber novos métodos de funcionamento baseados em novos métodos ou escalas de produção. O objetivo principal é produzir com menor consumo de energia, em volumes mais pequenos, com maior eficácia e minimizando o impacto ambiental através da utilização de menos solventes, por exemplo, reduzindo o número de fases de produção [49]. Em alguns casos, isto pode envolver microtecnologias como a microfluídica, que utilizam processos contínuos. O método de fabrico utilizado nesta tese é desenvolvido na secção experimental. Os sistemas de processo de funcionamento contínuo têm uma série de vantagens, tais como um menor consumo de energia e uma distribuição uniforme e controlada do tamanho, o que não acontece com os sistemas descontínuos. No entanto, a implementação do processo contínuo é muito mais complicada do que a do processo descontínuo. Isto porque o sistema de bombas tem de ser adaptado à viscosidade dos produtos, bem como os sistemas de controlo de fluxo. Estes sistemas ainda não estão muito difundidos, mas têm um grande potencial.

PARTE I

METODOLOGIA

I. Localização e tipo de estudo

I.1. Local de estudo

O nosso estudo foi efectuado na Farmácia Hospitalar do Hôpital de Dermatologia de Bamako.

a. Hospital de Dermatologia de Bamako (HDB)

Situado no distrito de Djicoroni para de Bamako, o Hospital de Dermatologia de Bamako foi criado pelo despacho n° 2019-010 de 27 de março de 2019, ratificado pela lei de 23 de julho de 2019. A sua organização e modalidades de funcionamento foram fixadas pelo decreto N° 2019-0246/P-RM de 27 de março de 2019. O hospital tem por missão diagnosticar e tratar as doenças da pele e os problemas dermatológicos resultantes de infecções sexualmente transmissíveis e de outras afecções dermatológicas, bem como tratar as urgências dermatológicas e os encaminhamentos. Deve também participar na formação universitária contínua e promover a investigação.

b. A farmácia hospitalar do Hospital de Dermatologia de Bamako

A farmácia hospitalar é um dos serviços do hospital. Está subdividida em vários compartimentos:

- A área de vendas ;
- A loja;
- O espaço livre ;
- Unidade galénica ;
- O gabinete do chefe de departamento.

I.2. Tipo de estudo

Trata-se de um estudo experimental descritivo.

II. Materiais e métodos

II.1. Equipamento

II.1.1. Descrição do equipamento e dos pequenos materiais de laboratório

Foram utilizados os seguintes equipamentos e pequenos materiais de laboratório:

↬ **Copo**

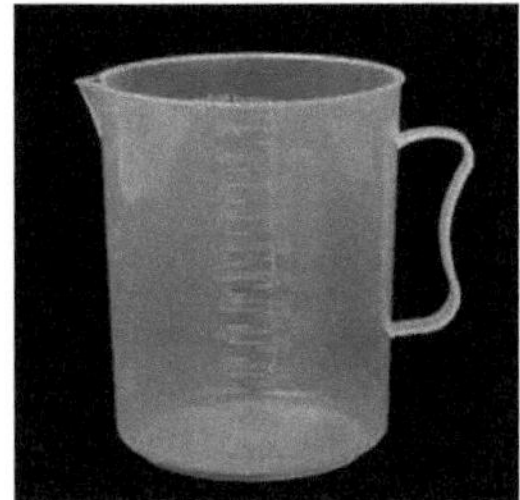

Figura 18 : Copo de plástico transparente de 1000 ml com pega

↬ **Equilíbrio**

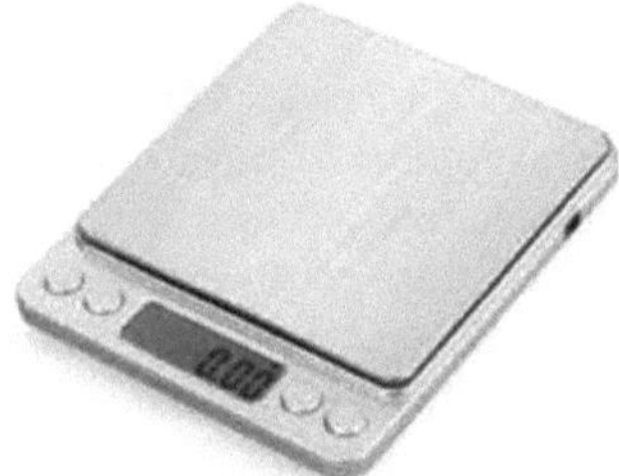

Figura 19: Balança de precisão Beautymix Modelo: BM01 (MF03-1)

↬ **Temporizador**

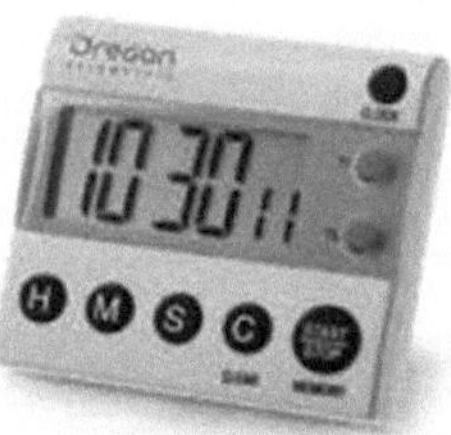

Figura 20: Temporizador digital de quartzo para laboratório

Mesa de trabalho eléctrica

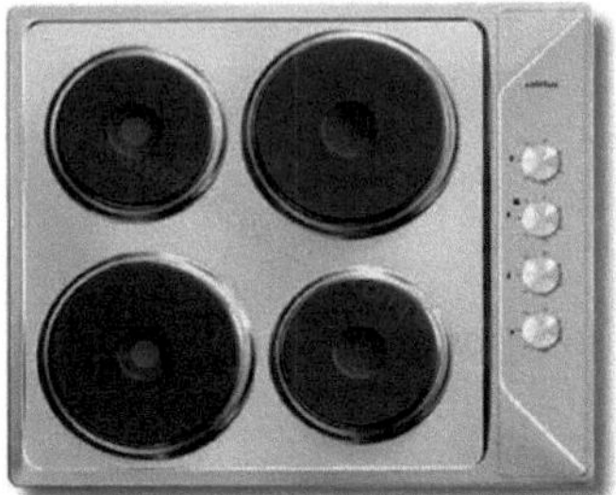

Especificação Tipo 15023 B
Alimentação eléctrica: 220 V 220v 50 hz 6000W
Figura 21: Mesa de trabalho eléctrica AILUX AIRDIS

➭ **Destilador de água**

Descrição

Especificações e caraterísticas especiais Monodestilador de bancada sem tanque. Excelente qualidade do destilado, condutividade aprox. 2,3 us/cm a 25°C (ver dados técnicos). Proteção termostática contra o funcionamento a seco. Poupança de energia através da destilação da água de arrefecimento pré-aquecida. Caldeira facilmente acessível para limpeza. O destilado é descarregado do condensador através de uma mangueira. Desgaseificação de CO2 através do condensador. Temperatura da água de refrigeração indicada por termómetro. Elemento de aquecimento, caldeira e condensador em aço inoxidável. Caixa de chapa zincada electroliticamente com pintura eletrostática em pó epóxi. Ligações de entrada e saída de água de ½ polegada (ø aprox. 12,7 mm) Mangueiras de entrada e saída de água disponíveis como opção. Gama de aplicações As unidades de água destilada GFL são utilizadas em investigação e desenvolvimento para a preparação de amostras bacteriológicas e clínicas, bem como para a preparação de culturas de células e tecidos e para a formulação de reagentes e pomadas. O destilado também é utilizado para limpeza e esterilização, para soluções tampão e para aplicações microbiológicas e analíticas.

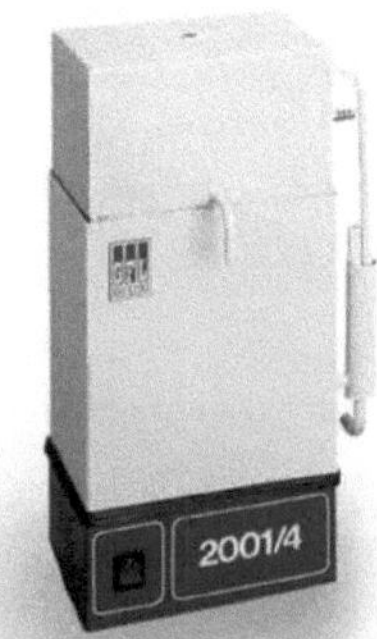

Figura 21: Destilador de água 2001/4

↳ Agitador de mistura

Descrição

Agitador aéreo digital para laboratório

Aplicar a um agitador de líquidos estável, especialmente para misturar uma pequena quantidade de água. volume de óleo, amostras químicas e médicas. Foi especialmente concebido para aplicações de saúde, ambiente, experiências bioquímicas, educação e investigação científica. O visor LCD mostra a velocidade definida e o valor atual, e a monitorização em tempo real da velocidade e do tempo.
Pode controlar com precisão a velocidade de agitação, com uma gama de velocidades de 200 a 3000 rpm.

Proteção contra sobrecarga, proteção do circuito, arranque suave, evita o transbordo.
Especificação do modelo: 20 l
Potência do motor: 200 W Binário do mandril: 90 N.CM Alimentação eléctrica: 220 V
Gama de velocidades: 200 a 3000 rpm

Volume máximo de agitação (H2O): 0 ~ 20 l

Indicação da velocidade de agitação: ecrã LCD digital Resolução: +/- 1 rpm
Comprimento da haste de agitação: 300 mm

Material da haste de agitação: Aço inoxidável 304 Gama de mandris: Ø0.5-10
Dimensões do produto: 200 x 315 x 600 mm Peso bruto: 10 kg
Ambiente permitido: 40-105° F, 80% RH Viscosidade máxima: **10.000 (mPa.s); 80.000 (mPa.s)**

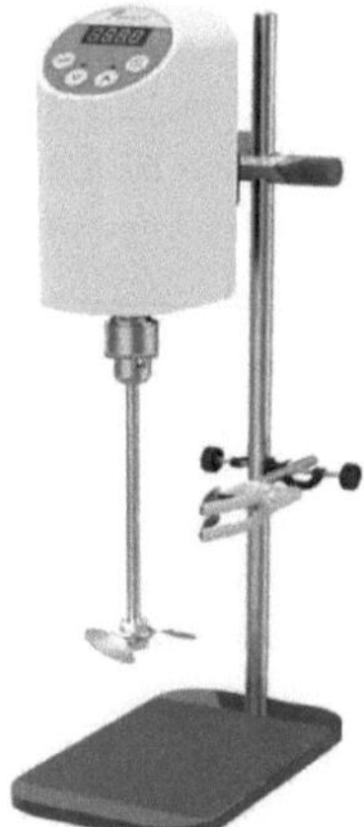

Figura 22: Misturador elétrico com agitador digital YUEWO Lab

II.1.2. Matérias-primas

As matérias-primas são indicadas no quadro seguinte.

Quadro VIII: Matérias-primas e fornecedores

Nome	Funções	Área de origem / fornecedores
Manteiga de karité	Gorduras	COPROKAZAN-Bougouni Email :ugfz@coprokazan.org Tel : (+223) 69 12 66 43
Água destilada	Excipiente ; veículo aquoso	Laboratório HDB

* Escolhemos esta manteiga em vez de outra porque tinha um certificado de conformidade e um relatório de ensaio laboratorial que atestava a sua pureza.

II.2. Métodos

II.2.1. Formulações de creme qualitativas e quantitativas

II.2.1.1. Formulações qualitativas

Para a escolha da manteiga, procurámos uma manteiga que pudesse garantir uma certa pureza e que, por conseguinte, tivesse passado em determinados testes laboratoriais. A água tinha de ser destilada e, por conseguinte, isenta de agentes patogénicos. Além disso, tinha de ser utilizada à temperatura ambiente, uma vez que a preparação a quente ou a frio não dá resultados conclusivos. Para a embalagem, pedimos frascos de vidro transparentes para podermos avaliar o comportamento das formulações durante o processo experimental. A embalagem tinha de ter uma tampa de plástico para evitar qualquer risco de corrosão e, por conseguinte, de contaminação da formulação. O equilíbrio tinha de ser correto e o agitador tinha de ter uma capacidade de, pelo menos, 1200 rpm.

II.2.1.2. Formulações quantitativas

Utilizámos um método de análise unidimensional da manteiga de karité para determinar as proporções corretas de manteiga necessárias para formar emulsões estáveis com água sem a adição de qualquer agente estabilizador. As quantidades de água variaram de 0 a 90% nas fórmulas com escalas de dez (10) a 10. Além disso, todos os testes foram efectuados três (03) vezes, a fim de confirmar os resultados obtidos. A tabela abaixo mostra a composição das fórmulas estudadas.

Tabela IX: Composição quantitativa (g) das emulsões

Fórmulas	Manteiga de karité	Água destilada
1	100	0
2	90	10
3	80	20
4	70	30
5	60	40
6	50	50
7	40	60
8	30	70
9	20	80
10	10	90

*Estas são as fórmulas utilizadas para fabricar os cremes apresentados nas figuras 28 e 29.

II.2.1.2. Processo de fabrico

Os cremes foram preparados utilizando o método de emulsificação indireta. O equipamento utilizado para a preparação foi previamente lavado, seco e esterilizado. A fase aquosa (água destilada) foi introduzida num copo de plástico de 1000 ml e a fase oleosa externa (manteiga de karité) foi colocada num banho de água com o seu recipiente original durante cerca de 35 minutos para ser liquefeita. Em seguida, retirámos a manteiga do banho-maria e colocámo-la sobre a bancada. Esperámos então 3 minutos para que atingisse uma temperatura de cerca de 65°C. Passámos então à emulsificação propriamente dita. Para isso, colocámos um copo vazio na balança e tarámos. Com uma espátula, retirámos a quantidade de manteiga de karité necessária para a fórmula e colocámo-la no copo. Em seguida, voltámos a tarar a balança e adicionámos a quantidade de água destilada necessária para a fórmula. A mistura inteira foi então colocada num agitador de hélices YUEWO durante 6 minutos (com o cronómetro a funcionar). Decorridos os 6 minutos, parámos o agitador quando o cronómetro tocou e ligámos a balança. Em seguida, pesámos novamente toda a fórmula para determinar as perdas e compensá-las adicionando as quantidades correspondentes de água destilada. Por fim, esvaziámos o conteúdo do copo para os frascos de vidro, colocámo-los na bancada e aguardámos pelo menos 2 horas. As fórmulas que não produziram uma emulsão de aspeto homogéneo após arrefecimento à temperatura ambiente foram eliminadas dos testes.

II.2.1.3. Embalagem de creme

Os cremes foram embalados em frascos de vidro transparente de 100 g, como mostra a figura 27. Este tipo de embalagem não tem influência na estabilidade das emulsões [4]. Os cremes foram armazenados à temperatura ambiente na bancada do laboratório. Os frascos foram etiquetados com o número da fórmula, terminando com o número da triplicata. Exemplo: (1-1); (1-2); (1-3); ...

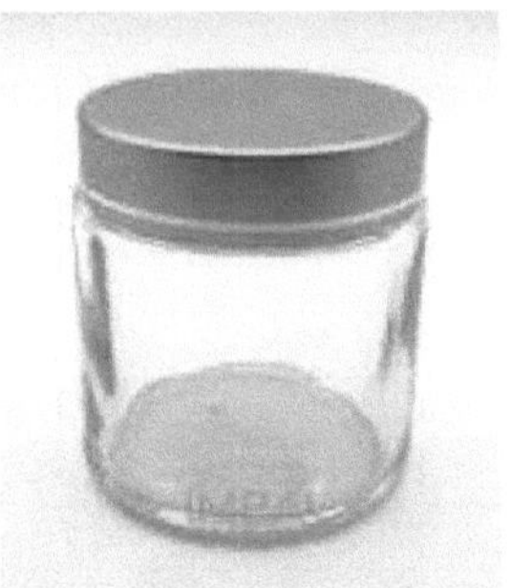

Figura 23: Embalagem de vidro

Na fase seguinte, verificámos a estabilidade física dos cremes que tinham sido formulados. O objetivo era identificar um intervalo de estabilidade que permitisse definir as quantidades óptimas de manteiga necessárias para estabilizar as emulsões ao longo do tempo.

II.2.2. Avaliação da influência da percentagem de manteiga de karité na estabilidade física e na textura das emulsões

Os testes foram efectuados em emulsões que apresentavam um aspeto homogéneo após arrefecimento até à temperatura ambiente (no mínimo 2 horas após o fim do processo de fabrico). Todos os testes foram triplicados para confirmar a repetibilidade da experiência.

II.2.2.1. Controlo da estabilidade e da finura das gotas de emulsão

II.2.2.1.1. Aspeto macroscópico

Foi utilizado para observar o aspeto visual das preparações a olho nu. Deu uma indicação da dimensão das partículas das gotículas, como mostra o quadro (X) abaixo:

Tabela X: Aspeto das emulsões em função do tamanho dos glóbulos [51].

Tamanho do glóbulos	Tipos de emulsão	Aparência macroscópico
> 5 µm	Emulsões grosseiras ± estáveis	Branco leitoso
5 a 1 µm	Emulsões médias	Branco leitoso
1 µm a 0,5 µm	Emulsões finas	Branco + brilho azulado
0,5 µm a 0,1 µm	Emulsões leves translúcido	Semi-transparente
< 0,1µm	Microemulsões translúcidas Soluções micelares	Transparente

II.2.2.1.2. Determinação da direção da emulsão :

O método de enxaguamento da emulsão: A emulsão O/W enxagua-se facilmente com água, ao passo que o contrário acontece com as emulsões W/O. Espalhámos o creme nas costas da mão e passámo-lo sob um jato de água da torneira.

II.2.2.1.3. Teste do frasco ou teste de estabilidade num tubo de ensaio :

Este ensaio foi efectuado em condições de armazenamento à temperatura ambiente durante 3 meses. Consistiu em acompanhar a evolução no tempo do aspeto macroscópico das emulsões, como a cor e a homogeneidade (aparecimento ou não de fenómenos de cremação e/ou sedimentação e de separação de fases). Estes diferentes parâmetros foram avaliados em momentos específicos (**D0, D3, D7, D15, D30, D60 e D90**).

II.2.3. Identificação de um intervalo de estabilidade para emulsões de água/manteiga de karité

Depois de avaliar os parâmetros de estabilidade, determinámos um intervalo dentro do qual as preparações de água/manteiga de karité dão emulsões estáveis após 3 meses de armazenamento à temperatura ambiente.

PARTE II

RESULTADOS

I. FÓRMULAS E PREPARAÇÃO DE CREMES

Foram formulados dez (10) cremes (Tabela VII). No final da preparação, os cremes um (01) a quatro (04) e oito (08) a dez (10) estavam fluidos 2 horas após a emulsificação. Enquanto os cremes cinco (05) a sete (7) (07) eram espessos. A figura abaixo mostra os dez (10) cremes 2 horas após a produção.

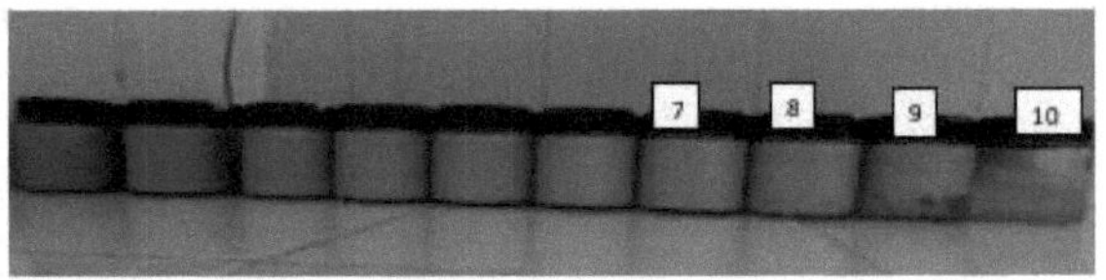

Figura 24: Cremes 2h após a produção no laboratório

Os cremes nove (09) e dez (10) foram retirados dos testes por não serem estáveis 2 horas após a formulação. Os testes de estabilidade foram efectuados nos cremes um (01) a oito (08). As triplicatas deram sempre o mesmo resultado. A figura abaixo mostra os oito (08) cremes em D1.

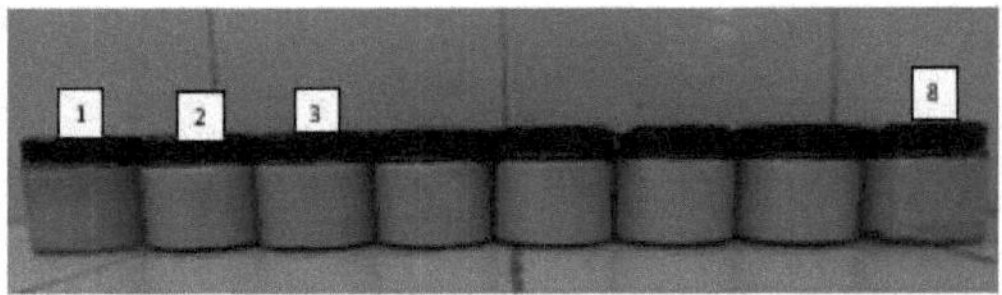

Figura 25: Cremes em D1 após armazenamento no laboratório à temperatura ambiente

II. ESTABILIDADE DO CREME

II .1. Aspeto macroscópico

Todos os cremes tinham um aspeto branco leitoso e uma consistência semi-sólida a sólida. Deduzimos, portanto, que o tamanho dos glóbulos se situa entre um (01) e cinco (05) µm, o que corresponde a uma emulsão média.

II. 2. Direção da emulsão

Nem todas as nossas emulsões eram laváveis com água, eram do tipo A/O.

II.3. Teste de garrafa

A estabilidade física e a fluidez dos cremes melhoraram de D0-D90 (Quadro IX).

Tabela VIII: Alterações na fluidez e estabilidade física dos cremes de D0-D90

Cremes	Observações 2h	Comentários J1	Comentários J3	Comentários J7	Observações J15	Observações J30	Comentários J60	Comentários J 90
1	F++ S J++	E+ S J++	E+ S J++	E++ S J++	E+++ S J++	E+++ S J++	E+++ S J++	E+++ S J++
2	F++ S J++	E+ S J++	E+ S J++	E++ S J++	E+++ S J++	E+++ S J++	E+++ S J++	E+++ S J++
3	F+ S J+	E+ S J+	E++ S J+	E+++ S J+	E+++ S J+	E+++ S J+	E+++ S J+	E+++ S J+
4	F+ S J+	E+ S B+	E++ S B+	E++ S B+	E+++ S B+	E+++ S B+	E+++ S B+	E+++ S B+
5	E+ S B+	E+ S B++	E++ S B++	E++ S B++	E++ S B++	E++ S B+	E++ S B+	E++ S B+
6	E+ S B+	E++ S B++	E++ S B++	E++ S B++	E++ S B++	E++ S B++	E++ S B++	E++ S B++
7	E++ S B+	E+++ S B++	E+++ S B++	E+++ S B++	E+++ S B++	E+++ S B++	E+++ S B++	E+++ S B++
8	F+++ S B++	F++ S B++	E+ I B++	_	_	_	_	_
9	F+++ I B++	_	_	_	_	_	_	_
10	F+++ I B++	_	_	_	_	_	_	_

F=Fluido E=Espesso S=Estável I=Instabilidade C=Cor (Amarelo, Branco) Fraco + Médio ++ Forte+++

Alterações da fluidez: O aspeto dos diferentes cremes evoluiu de forma diferente ao longo do tempo. Os cremes um (01) a quatro (04) passaram de fluidos a espessos a partir de D1 e continuaram a engrossar com o tempo. Os cremes cinco (05) a sete (07), que já eram espessos no final do processo de fabrico (2 h após repouso no laboratório), continuaram a engrossar. O creme oito (08) passou de fluido e estável a espesso e instável no D3.

Evolução da instabilidade física: Os primeiros cremes instáveis foram os cremes nove (09) e dez (10); observação efectuada 2 h após o repouso no laboratório. Em seguida, no D3, o creme oito (08). Os cremes mais estáveis após 90 dias foram um
(01) a sept (07).

Intervalo de estabilidade: os cremes mais estáveis foram os de um (01) a sete (07) com um teor de água entre 0 e 60%. A manteiga de karité pode, portanto, incorporar até 60% de água sem mostrar sinais de instabilidade após 90 dias, de acordo com o método de fabrico descrito acima.

PARTE III
COMENTÁRIOS E DEBATES

I. Limites

Este estudo investigou as propriedades emulsionantes da manteiga de karité do Mali da região de Bougouni. As limitações do nosso estudo residem no facto de o aspeto microscópico não ter sido determinado e de ter sido difícil efetuar o teste de centrifugação, uma vez que as formulações obtidas eram muito espessas, ou mesmo pastosas. Além disso, não estávamos suficientemente equipados para efetuar investigações mais avançadas; a análise da dimensão das partículas para medir a sua distribuição granulométrica ou a determinação da viscosidade das preparações obtidas são testes importantes que nos teriam permitido levar a investigação um pouco mais longe se tivesse sido possível efetuar a difração por laser ou se tivéssemos à nossa disposição um penetrómetro.

II. Aspeto macroscópico

O tamanho dos glóbulos é um parâmetro muito importante, pois permite prever a estabilidade dos cremes formulados; quanto mais finos forem os glóbulos, mais estável é o creme durante um longo período. No nosso estudo, todas as nossas emulsões tinham um aspeto branco leitoso, o que corresponde a uma emulsão média ou a uma emulsão grosseira +/- estável. O tamanho do glóbulo obtido para todos os nossos cremes foi, portanto, entre um (01) e cinco (05) µm. Este tamanho garante uma estabilidade média da emulsão a longo prazo.

III. Direção da emulsão

A direção da emulsão é um parâmetro muito importante que dá uma indicação da estabilidade das preparações. No nosso estudo, todas as preparações eram A/O após um teste de lavabilidade com água. Isto pode dever-se à técnica de emulsificação indireta que utilizámos, incorporando lentamente a água na fase oleosa. A técnica de emulsificação indireta resulta em emulsões do tipo W/O, em que a fase oleosa é a fase contínua e a fase aquosa é a fase dispersa. Decidimos utilizar esta técnica em vez da clássica técnica de emulsificação direta, porque nos permite obter cremes que proporcionam um conforto imediato às peles mais secas e desidratadas, fornecendo-lhes maiores quantidades de nutrição imediatamente acessível.

IV. Estabilidade ao longo do tempo

IV.1. Alterações na fluidez

Duas (02) horas após a preparação dos cremes, as fórmulas um (01) a quatro (04) estavam fluidas, enquanto as fórmulas cinco (05) a sete (07) passaram de fluidas a ligeiramente espessas ou mesmo espessas. A formulação oito (08) manteve-se muito fluida. Verificámos que quanto mais diluída era a fórmula, mais rapidamente esta tendia a solidificar. Este facto deve-se ao processo de formulação utilizado; à medida que a proporção de água na fórmula aumenta, a temperatura de arrefecimento da manteiga é atingida mais rapidamente e, por conseguinte, a fórmula cristaliza mais rapidamente. Como a manteiga de karité é composta por ingredientes que lhe conferem uma fase sólida não negligenciável à temperatura ambiente, estes ingredientes provocam o espessamento das emulsões (Tadros et al 2008). Por fim, observámos um aumento da consistência dos cremes ao longo do tempo (de D1 a D90) antes de estabilizar finalmente após um período mais ou menos longo, consoante a formulação. Esta situação pode ser explicada pelo facto de as gorduras semi-sólidas ou sólidas à temperatura ambiente, como a manteiga de karité, tenderem a provocar um aumento da textura ao longo do tempo. Este aumento é provavelmente devido a uma reorganização da estrutura das preparações [2,4]. Estes resultados são idênticos aos obtidos pelo Dr. TOE [4].

IV.2. Evolução das instabilidades físicas

A emulsão não deve ser desmisturada. As primeiras desmisturas foram observadas com os cremes nove (09) e dez (10); 02 h após a sua preparação. Por conseguinte, foram eliminados do processo experimental. Em seguida, no D3, o creme oito (08) também apresentou sinais de desmistura. No D90, os cremes um (01) a sete (07) estavam estáveis. Estes resultados podem ser explicados pelo facto de a manteiga de karité ter uma composição rica em ácidos gordos, em particular o ácido oleico (40 a 60%) e o ácido esteárico (20 a 50%) [29,30], tornando-os os principais componentes da manteiga. O ácido oleico é utilizado como emulsionante em alimentos e formulações farmacêuticas tópicas [50]. Nas formulações tópicas, o ácido esteárico é utilizado como emulsionante e agente solubilizante [50].

IV.3. Evolução do intervalo de estabilidade

O intervalo de estabilidade evoluiu ao longo do tempo de 70% em D3 para finalmente estabilizar em 60% em D90. Podemos, portanto, concluir que a manteiga de karité pode absorver até 60% de água e, por conseguinte, incorporar quase o dobro do seu peso em água sem apresentar sinais de instabilidade, tal como a lanolina. Este facto pode ser explicado pelas suas propriedades físico-químicas, nomeadamente pela sua composição rica em ácido esteárico. O ácido esteárico parcialmente neutralizado forma uma base cremosa quando misturado com cinco (05) a quinze (15) vezes o seu próprio peso de líquido aquoso [50].

CONCLUSÃO E PERSPECTIVAS

O objetivo do nosso trabalho era estudar a capacidade de um produto estabilizar uma emulsão. Composta essencialmente por ácidos oleico e esteárico, a manteiga de karité combinada com água produz emulsões estáveis em proporções bem definidas. No entanto, para completar este estudo, seria importante estudar as propriedades físico-químicas da manteiga de carité do Mali da região de Bougouni. Um estudo das propriedades emulsionantes e físico-químicas das manteigas de carité de toda a cintura do carité, a fim de efetuar estudos comparativos, permitiria confirmar definitivamente esta hipótese.

REFERÊNCIAS

1. **Sanou H, Lamien N.** Vitellaria paradoxa: Karité. Saforgen 2017. ISBN: 978-84-694-3165-8. Disponível em https://citarea.cita-aragon.es/citarea/bitstream/10532/1689/2/2011_342EN.pdf

2. **FAO** e **OMS.** 2017. "NORMA REGIONAL PARA MANTEIGA DE KARITÉ NÃO REFINADA. CXS 325R Adoptada em PDF Free Download." https://docplayer.fr/76427708-Norme- regionale-pour-le-beurre-de-karite-non-raffine-cxs-325r-adoptee-en-2017.html.

3. **Sanogo R**. Beurre De Karité En Dermopharmacie.ppt [Internet]. Apresentação: quarta jornada científica da Afephar; 2016 [citado 10 Out 2017]; Bamako. Disponível em: www.cnop.sante.gov.ml/docs/BeurreDeKariteEnDermopharmacie.ppt

4. **Bagaya M.** Essais de formulation des crèmes et laits dermatologiques à base de beurre de karité raffiné et d'acide Salicylique. [Tese de farmácia]. Universidade de Ouagadougou; 2014,73 p.

5. **Goulbo O**. Ensaios de formulações de cremes e pomadas dermatológicas à base de manteiga de karité refinada e dipropionato de betametasona. [Tese de farmácia]. Université de Ouagadougou; Ouagadougou 2015,132p.

6. **Toé SL**. Essais de mises au point de formulation de crèmes et laits corporels à base du beurre de karité du Burkina Faso. [Tese de farmácia]. Universidade de Ouagadougou Ouagadougou 2004, 109p. N^0 043.

7. **Lebert O**. Le karité et le henné ; Deux matières premières Africaines à fort pouvoir culturel local utilisées dans les cosmétiques. [Tese de farmácia]. Universidade de Nantes; Nantes 2005, 101p. N^0 034.

8. **Dale AS.** Burkina Faso: a produção de manteiga de karité atinge 34,2 mil milhões de FCFA. Jornal le nouvel Afrique 4 de agosto de 2020.

9. **Mariko ABA.** Determinação experimental do equilíbrio hidrofílico/lipofílico necessário da manteiga de karité. [Tese de mestrado]. Universidade I Pr Joseph Ki- Zerbo, Ouagadougou (Burkina Faso) 2018. 65p. N^0 221.

10. **Mungo P. Travels in the Interior Districts of Africa: Realizadas nos anos de 1795, 1796 e 1797. With An Account of A Subsequent Mission to That Country in 1805.** Londres (Reino Unido), 1806.

11. **Zaya P.** Les moyens d'améliorer le traitement et le nettoyage du karité, International Development Research Centre. Ottawa (Canadá), 1999.

12. **Cissé Z.** Química das amêndoas e da manteiga de karité. Ouagadougou (Burkina Faso) 1992.

13. **Traore AS, Barro A.** Changes in the physico-chemical parameters of shea butter as a function of treatment and storage. Burkina Faso, 1991.

14. Instituto do Ambiente e da Investigação Agrícola. Balanço de 10 anos de investigação: 1988-1998. Programa oléo-protagineux, CNRST, 1998.

15. Organização das Nações Unidas para a Alimentação e a Agricultura. Statistical Data on Shea, Secretariado da CNUCED, 2003

16. Womeni H.M, Tchagna D.T, Ndjouenkeu R, Kapseu C, Mbiapo F.T, Linder M, Fanni J.J et Parmentier M. Influence des traitements traditionnels des graines et amandes de karité sur la qualité du beurre. FoodAfrica: Improving Food Systems in sub-Saharan Africa: Responding to a Changing Environment. 2006. 8p

17. Bernatchez C. Melhoria da qualidade do produto e dos processos de produção da uréia de karité biológica e da logística das operações em África: caso do Burkina Faso. [Tese]. Québec 2007. 210p.

18. Ouédraogo 0G. Plantas medicinais e práticas médicas no Burkina Faso. Cas du Plateau Central. Tomo I e II. 320 P. [Tese em Bioquímica e Microbiologia]. FAST, Ouagadougou, 1996; N° 75.

19. 0uédraogo A. Les produits du karité burkinabé : potentialités, productions, commercialisation, réglementation et procédures d'exportation. PNK, 2000. 128p.

20. Kpegba K, Kpokanu SA, Simalou O, Novidzro KM e Koumaglo KH. Avaliação das técnicas de produção de manteiga de carité no Togo Int. J. Biol. Chem. Sci. 11(4): 1577-1591, 2017

21. Sallé G et al. Le karité une richesse potentielle Bois et forêts des Tropiques.2ème trimestre 1991,228 pp. 11-23.

22. Nikiema A e Umali BE. Vitellaria paradoxal CF.Gaertn. PROTA (Plano de Recursos da África tropical). [Online] 2007. C[Citação: 07 de junho de 2011] em http://database.org/ PROTAhtml/Vitellaria%20paradoxal_En.html.

23. Carney J e Elias M. African Shea Butter: A Feminized Subsidy from Nature, África, vol. 77, n° 1, fevereiro de 2007, pp. 37-62 (ISSN 1750-0184 e 0001-9720, DOI 10.3366/ afr.2007.77.1.37, lido em linha [arquivo], consultado em 3 de julho de 2021

24. **Kuyper HW, Traoré M, Dembelé F e Vellema S.** Analyse d'une plate-forme d'innovation dans la filière karité au Mali, Cahiers Agricultures, vol. 26, n° 4, 1er julho de 2017, p. 45001 (ISSN 1166-7699 e 1777-5949, DOI 10.1051/cagri/2017029, lido em linha [arquivo], acedido em 3 de julho de 2021)

25. Fold N, Reenberg A. In the shadow of the 'chocolate war': local marketing of shea nut products around Tenkodogo, Burkina Faso". Geografisk Tidsskrift / Danish Journal of Geography Special Issue 1999. 2: 113-123.

26. Elias M, Saussey M. 'The Gift that keeps on giving': unveiling the paradoxes of fairness comércio de manteiga de karité". Sociologia Ruralis 2013, 53(2): 158-179.

27. Masters ET, Yidana JA e Lovett PN. Erro! Referência de hiperligação inválida. [archive], Vol. 55 2004/4, em www.fao.org, International Journal of Forestry and Forest Industries, 2004; No. 219 (acedido em 7 de julho de 2021) ;

28. Rousseau K. Political ecology du karité - Relations de pouvoir et changements sociaux et environnementaux liés à la mondialisation du commerce des amandes de karité - Cas de l'Ouest du Burkina Faso [tese de doutoramento], AgroParis Tech, junho de 2016

29. Davrieux F, Allal F, Piombo G, Kelly B, Okulo JB, Thiam M, Diallo OB, Bouvet J-M. Espectroscopia de infravermelho próximo para caraterização de alto rendimento de perfis de gordura de nozes de árvore de karité (Vitellaria paradoxa) [arquivo]. Jornal de Química Agrícola e Alimentar 2010. 58:7811-7819.

30. Maranz S, Wiesman Z, Bisgaard J, Bianchi G. Germplasm resources of Vitellaria paradoxa based on variations in fat composition across the species distribution range", Agroforestry Systems, vol. 60, nº 1, 1er January 2004, pp. 71-76 (ISSN 1572-9680, DOI 10.1023/B:AGFO.00000094 06.19593.90, leitura online [arquivo], acedido em 14 de julho de 2021).

31. Alander J. Shea butter-a multifunctional ingredient for food and cosmetics (Manteiga de karité - um ingrediente multifuncional para alimentos e cosméticos). Lipid Technol 2004. 16. 202-205.

32. Lin T-K, Zhong L e Santiago JL. 'Efeitos anti-inflamatórios e de reparo da barreira da pele da aplicação tópica de alguns óleos vegetais', International Journal of Molecular Sciences, vol. 19, nº 1, 27 de dezembro de 2017 (ISSN 1422-0067, PMID 29280987, PMCID 5796020,
DOI 10.3390/ijms19010070, lido em linha [arquivo], acedido em 12 de julho de 2021)

33. Maranz S e Wissman Z. The Phyto-Oleochemical Laboratory, The Institutes for Applied Research, Ben-Gurion University of the Negev, Israel), "Influence of Climate on the Tocopherol Content of Shea Butter", Journal of Agricultural and Food Chemistry 2004. 52(10):2934-2937 (ISSN 0021-8561 e 1520-5118, DOI 10.1021/jf035194r.

34. Akihisa T, Kojima N, Katoh N e Uchimura Y. Triterpene alcohol and fatty acid composition of shea nuts from seven African countries ", Journal of Oleo Science, vol. 59, nº 7, 2010, p. 351-360 (ISSN 1347-3352, PMID 20513968.

35. Di Vincenzo D, Maranz S, Serraiocco A e Vito R. Regional variation in shea butter lipid and triterpene composition in four African countries", Journal of Agricultural and Food Chemistry, vol. 53, nº 19, 21 de setembro de 2005, pp. 7473-7479 (ISSN 0021-8561, PMID 16159175, DOI 10.1021/jf0509759, lido online [arquivo], acedido em 13 de julho de 2021).

36. Davrieux F, Allal F, Piombo G e Kelly B. Near infrared spectroscopy for high-throughput characterization of Shea tree (Vitellaria paradoxa) nut profiles", Journal of Agricultural and Food Chemistry, vol. 58, nº 13, 14 de julho de 2010, pp. 7811-7819 (ISSN 1520-5118, PMID 20518501, DOI 10.1021/jf100409v, leitura online [arquivo], acedido em 13 de julho de 2021).

37. **Instituto Digital.** Capítulo 10: O Mali na indústria do carité. [Site int] disponível em https://www.institut-numerique.org/chapitre-10-le-mali-dans-la-filiere-karite- 51c2d0 f1b4296 consultado em 06.07.21 às 01h20.

38. **Joutel B.** A análise da cadeia de produtos de base, um instrumento de desenvolvimento para as ONG do Sul. O caso do carité do Mali. [Dissertação] Université Pierre Mendès France 2011. Disponível em https://www.memoireonline.com/08/13/7309/L-analyse-de-filiere-un-outil-de- developpement-pour-les-ONG-dans-le-sud.html

39. **Nacoulma OG.** Comunicação sobre a manteiga de carité, Ouagadougou, 2000.

40. **Dupont J.** Processos de emulsificação microfluídica: Potencial para os produtos farmacêuticos.
[Tese de farmácia]. Universidade de Lille 2; 2017. 118p.

41. **Brochette P.** Emulsificação - Elaboração e estudo das emulsões, Techniques de l'ingénieur, ref: J2150 V2, 2013.

42. **Deepak S, Sanjay K, Piyush A.** Avanços recentes, tecnologia e aplicações das emulsões múltiplas, Innovare Journal of Health sciences 2013, 1(1).

43. **Marcel B, Meinders J, Van Vliet T.** The role of interfacial rheological properties on Ostwald ripening in emulsions, Advances in Colloid and Interface Science. 2004, 108-109,;119-26

44. **Koroleva M, Tokarev A, Yurtov E.** (). Simulação da floculação em emulsões W/O e estudo experimental, Colloids and Surfaces, Physicochemical and Engineering Aspects 2015, 481:237-243.

45. **Poux M e Cancelier JP.** Processos de emulsificação - Técnicas e equipamentos, Técnicas de Engenharia 2004, ref J2153 V1

46. **Garti N, Bisperink C.** Double emulsions: progress and applications, Curr. Opin. Colloid Interface Science. 1998. Vol. 3: 657-667p

47. **Klahn JK, Janssen JJM, Vaessen GEJ, De Swart R, Agterof WGM.** Sobre o processo de fuga durante a inversão de fase de uma emulsão, Colloid Surf. A: Physicochem. Eng. Aspects. 2002; vol. 210: 167-181p

48. **Van der Graaf S., Schröen C.G.P.H., Boom R.M.** Preparation of double emulsions by membrane emulsification-a review, Journal of Membrane Science. 2005; 251:7-15

49. **Charpentier J.C.** Intensification des procédés, Techniques de l'ingénieur. 2016, ref J7000 V1

50. **Raymond C Rowe. Paul J Sheskey. Sia^n C Owen.** Handbook of Pharmaceutical Excipients (Manual de Excipientes Farmacêuticos). Quinta edição. Londres, Reino Unido. 2005. 945p

51. A.Le Hir. J.-C. Chaumiel et Al. Pharmacie Galénique Bonnes pratiques de fabrication des médicaments. 10° edição, 2016. 173p
52. M.-L. Dupasquier, A. Nazari et AL, CDIEC. Cosmetic formulation, emulsions, Universidade de Nice Sophia Antipolis. Disponível em https://ressources.unisciel.fr/formulation_cosmetique/co/1-1.html

APÊNDICES

***Nome**: Fonga Noutchia*

***Nome próprio**: Placide Nelson*

Ficha de dados de segurança do material

***Título da tese**: Propriedades emulsionantes da manteiga de karité produzida no Mali*

***Cidade de defesa**: Bamako*

***País de origem**: Camarões*

***Depositário**: Biblioteca da Faculdade de Medicina, Farmácia e Odontostomatologia (FMOS, FAPH) em Bamako*

***Setor de interesse**: Galénicos e Cosméticos.*

Resumo:

***Introdução**: A manteiga de karité, conhecida há milhares de anos, é um recurso muito apreciado pelas populações africanas, que já a utilizavam como medicamento vegetal pelas suas propriedades anti-inflamatórias, anti-hemorroidais, relaxantes, antitússicas, antioxidantes e cicatrizantes. Era também utilizada como alimento e matéria-prima no fabrico de sabonetes para uso doméstico.*

***Objetivo**: Estudar as propriedades emulsionantes da manteiga de karité produzida no Mali.*

***Metodologia**: Efectuámos um estudo experimental e descritivo da manteiga de karité do Mali da região de Bougouni. Utilizámos um método de varrimento unidimensional da manteiga de carité para determinar as proporções adequadas necessárias para que a manteiga forme emulsões estáveis com água sem a adição de qualquer agente estabilizador. As quantidades de água variaram de 0 a 90% nas fórmulas com escalas de 10 a 10.*

***Resultados**: No final da preparação, os cremes um (01) a quatro (04) e oito (08) eram estáveis e fluidos 2 horas após a emulsificação. Os cremes cinco (05) a sete (07) eram estáveis e espessos. Todos os cremes tinham um aspeto branco leitoso e uma consistência semi-sólida a sólida. Deduzimos, portanto, que os tamanhos dos glóbulos estavam entre um (01) e cinco (05) µm, o que corresponde a uma emulsão média. Todas as nossas emulsões não eram laváveis com água e eram do tipo A/O. O aspeto dos cremes evoluiu de forma diferente ao longo das amostras. Os mais estáveis após 90 dias foram os cremes um (01) a sete (07). As proporções dos cremes um (01) a sete (07) variaram de 0 a 60% de água. A manteiga de karité pode, portanto, incorporar até 60% de água sem mostrar sinais de instabilidade. após 90 dias, como descrito acima.**Conclusão** : Composta principalmente por ácidos oleico e esteárico, a manteiga de karité combinada com água produz emulsões estáveis em proporções bem definidas. Esta caraterística confere-lhe propriedades emulsionantes, pelo que pode absorver quase o dobro do seu peso em água.*

Palavras chave : **Propriedades emulsionantes, manteiga de karité, Mali,**

JURAMENTO DE GALENO

I juram, na presença dos mestres da faculdade, dos conselheiros da Ordem dos Farmacêuticos e dos meus colegas:
To honrar aqueles que me ensinaram os preceitos da minha arte e agradecer-lhes o seu apoio. mostrar a minha gratidão mantendo-me fiel aos seus ensinamentos;
To exercer a minha profissão conscienciosamente no interesse da saúde pública e respeitar não só a legislação em vigor, mas também as regras de honra, probidade e altruísmo.
Never para esquecer a minha responsabilidade e os meus deveres para com os doentes e a sua dignidade humana.

Under em caso algum aceitarei utilizar os meus conhecimentos e a minha condição para corromper a moral e encorajar actos criminosos.
May Os homens estimam-me se eu for fiel às minhas promessas.
May Serei envergonhado e desprezado pelos meus colegas se não o fizer.

Juro!

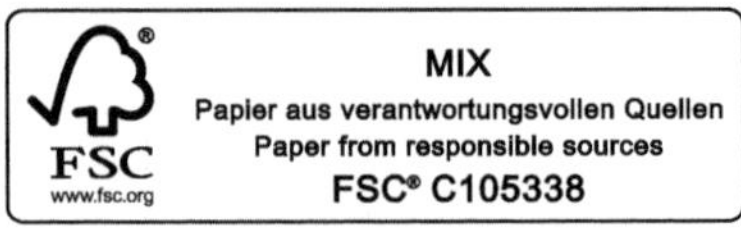

Printed by Books on Demand GmbH, Norderstedt / Germany